CONTRIBUTION A L'ÉTUDE

DE LA

DÉMONOMANIE

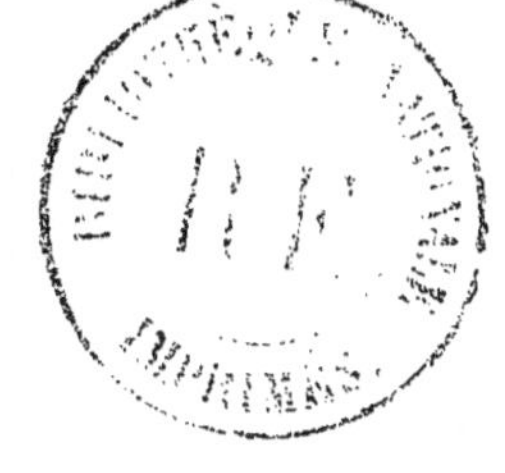

PAR

Le Dr Charles PEZET

INTERNE DE LA CLINIQUE DES MALADIES MENTALES ET NERVEUSES
DE MONTPELLIER

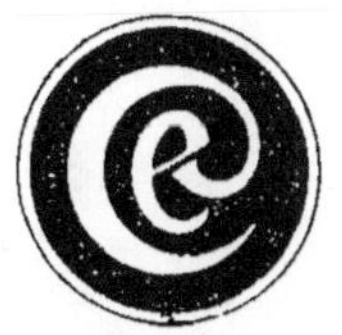

MONTPELLIER
COULET ET FILS, Editeurs
LIBRAIRES DE L'UNIVERSITÉ
Grand'Rue, 5

1909

CONTRIBUTION A L'ÉTUDE

DE LA

DÉMONOMANIE

.MONTPELLIER. — IMPRIMERIE GÉNÉRALE DU MIDI.

CONTRIBUTION A L'ÉTUDE

DE LA

DÉMONOMANIE

PAR

Charles PEZET

Docteur en Médecine

Ancien externe des hopitaux (Concours 1903)
Interne de la clinique des maladies mentales et nerveuses
(Concours 1907. Nº 1)
(Hopital général, asile des aliénés)

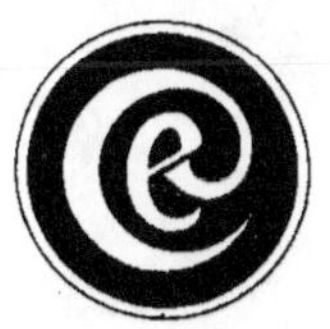

MONTPELLIER
COULET ET FILS, Editeurs
Libraires de l'université
Grand'Rue, 5
—
1909

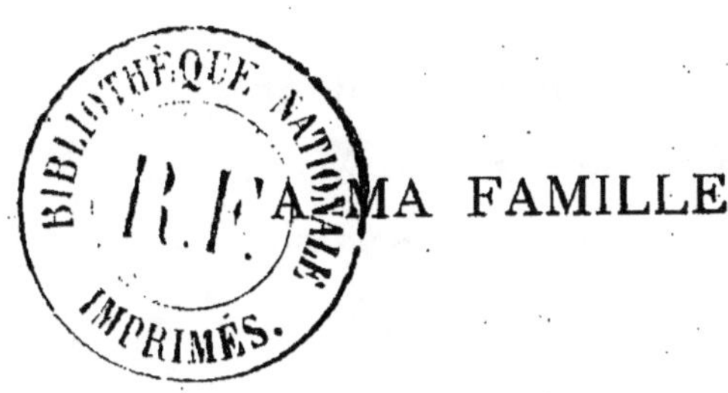

A MA FAMILLE

A MES AMIS

C. PEZET.

A MON PRÉSIDENT DE THÈSE
Monsieur le Professeur MAIRET
DOYEN DE LA FACULTÉ DE MÉDECINE

A Monsieur le Professeur CARRIEU

A MESSIEURS LES PROFESSEURS AGRÉGÉS
VIRES et CABANNES

A MES MAITRES
DE LA FACULTÉ DE MÉDECINE

C. Pezet.

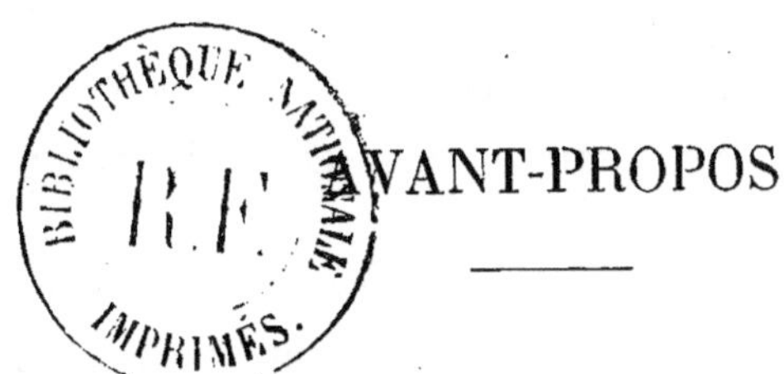

AVANT-PROPOS

Monsieur le Doyen Mairet nous fait le très grand honneur
de présider notre thèse, et nous ne saurions trop le remercier
de cette nouvelle marque d'intérêt qu'il nous témoigne à la
fin de nos études médicales. Les trois années d'internat passées dans son service de la Clinique des maladies mentales
et nerveuses, nous ont permis d'apprécier son haut enseigne-
ment, et nous ont aiguillé dans la voie que nous comptons
suivre désormais. Les conseils de ce Maître nous ont été
particulièrement utiles dans l'élaboration d'un travail dont il
nous avait fourni le sujet, et si nous manifestons aujour-
d'hui quelques regrets, c'est de ne l'avoir peut-être pas traité
avec l'ampleur et la largeur d'idées que notre Maître pouvait attendre de son élève.

Monsieur le professeur Carrieu, déjà bien avant le début
de nos études médicales, nous témoigna la plus grande sym-
pathie, et depuis notre entrée à la Faculté, elle ne fut jamais
amoindrie et nous a toujours été particulièrement précieuse.
Médecin, il nous prodiguait ses soins éclairés et sa grande
bienveillance; de ce chef, il a tous les droits à notre vive
affection. Maître, il a été pour nous un éducateur plein de
savoir, de conscience et de bonté: nous lui présentons ici un
faible témoignage de notre respectueuse reconnaissance.

Nous n'oublierons pas M. le Professeur agrégé Vires, dont
le dévouement à notre égard s'est manifesté à maintes reprises
durant le cours de notre scolarité. Devenu pour nous un ami,
il sait quelle profonde estime nous avons pour lui.

Quant à M. le Professeur agrégé Cabannes, qui fut notre camarade au début de nos études, et qui, par un remarquable effort de volonté et de travail, se trouve aujourd'hui être un de nos juges, qu'il nous permette de lui dire combien le souvenir de nos heures de labeur en commun nous est agréable et combien nous sommes heureux de l'assurer de notre affectueuse amitié.

S'il nous fallait citer ici les Maîtres qui, dans notre Faculté de médecine, se sont intéressés à nous, à nos études, à notre avenir, la liste en serait certes trop longue; ils ne nous en voudront pas de les réunir dans une même pensée pleine de reconnaissance à leur égard.

CONTRIBUTION A L'ÉTUDE

DE LA

DÉMONOMANIE

INTRODUCTION

Les philosophes ont discuté et discutent encore pour savoir quelles sont les raisons qui poussent l'homme à admettre l'existence d'Êtres surnaturels, qu'il divinise et auxquels il apporte un culte ou une adoration.

Est-ce le besoin impérieux de causalité? Est-ce le besoin d'extérioriser des sensations ou des sentiments? Est-ce la nécessité de chercher en dehors et au-dessus de l'homme et de la terre le pourquoi et le comment des êtres et de la vie? Est-ce un souvenir des plus lointaines notions religieuses qui expliquerait le bonheur et le malheur, la souffrance et la joie, par deux principes antagonistes et toujours en combat, celui du Bien, celui du Mal, l'un et l'autre divinisés et adorés? Est-ce toute autre cause?

Il nous importe peu: notre intention n'est point de faire ici œuvre philosophique, nous voulons seulement retenir le fait que le principe de puissance surnaturelle a été admis par tous les peuples. De quelque côté qu'aient porté nos recherches, nous avons toujours trouvé des dieux, des esprits, des démons que les divers peuples se sont transmis plus ou moins modifiés. S'il a existé dans tous les temps, s'il existe à notre époque des hommes qui acceptent les doctrines de l'athéisme, cette négation d'un être supérieur, surnaturel et tout puissant, c'est sans doute à la suite d'un examen approfondi d'une conscience, qui n'a point senti le besoin d'un appui surnaturel, d'une religion, mais ce n'est plus par un « athéisme passif » (Spencer), tel qu'il a dû exister dans les âges préhistoriques. L'idée d'êtres surnaturels a traversé l'esprit des athées, mais elle a été rejetée.

Mais lorsque l'esprit humain ne peut se livrer à la recherche positive, lorsque, atteint dans son fonctionnement, il ne discute plus, les notions métaphysiques et religieuses prennent alors une ampleur et une profondeur qui les rendent anormales et pathologiques; c'est de l'aliénation mentale.

Nous allons essayer d'étudier un fragment de cette aliénation mentale: *la démonomanie.*

Selon son étymologie, la démonomanie peut être définie la folie du démon. Aussi faudrait-il faire entrer dans ce groupe la *démonolâtrie*, ou adoration de l'esprit du mal. Nous l'avons omise parce qu'elle est uniquement historique et ne nous paraît pas avoir d'intérêt clinique, le seul que nous ayons en vue dans notre thèse.

Dans le cours de notre travail, nous envisagerons successivement :

1° La damnophobie;

2° La démonopathie;

3° La démonanthropie.

Damnophobie. — C'est la terreur de l'être mauvais, tout puissant et qui, soit dans la vie présente, soit dans la vie future, accable l'homme de tourments et de punitions.

Démonopathie. — Ici le sentiment de crainte de la damnophobie est dépassé et, par suite de son délire, de ses hallucinations, l'homme voit et entend le diable, qui le persécute;

dans certains cas, l'esprit mauvais pénètre dans le corps du sujet. D'où deux catégories de démonopathes, les *obsédés* démoniaques, et les *possédés* démoniaques.

Démonanthropie. — Le malade est devenu l'esprit mauvais même; sa personnalité a entièrement disparu.

Notre étude sur la démonomanie comprend d'abord une partie *historique*, qui est elle-même subdivisée en deux chapitres.

Dans un premier chapitre, nous avons essayé de jeter un coup d'œil d'ensemble sur la démonomanie à travers les religions et les peuples. Il nous a semblé nécessaire de réunir tous les documents que nous avons pu nous procurer sur la question; de les classer aussi méthodiquement que possible; de les exposer, tels qu'ils nous ont été transmis, et de mettre en relief, lorsque l'occasion s'en est offerte, les idées générales qui ont paru s'en dégager.

C'est la démonomanie dans les religions chrétiennes, qui a surtout retenu notre attention; et si nous avons spécialement insisté sur elle, c'est parce que les observations que nous rapportons plus loin proviennent de malades élevés dans les idées du christianisme.

Le deuxième chapitre de cet historique est consacré à l'exposé des opinions médicales, qui ont eu cours sur la démonomanie. Cette étude nous a paru mériter une place spéciale, parce que nous n'avons point voulu interrompre l'histoire de la démonomanie par des discussions médicales souvent longues, parfois contradictoires, et en tous cas fort difficiles à classer et à intercaler au milieu des faits relatés, d'après l'ordre que nous avons adopté. Notre partie historique, croyons-nous, aura ainsi gagné en clarté par cette division.

La deuxième partie traite de la *Démonomanie à l'Asile*. Nous avons réuni les divers cas de démonomanie qui se sont produits à l'Asile de Montpellier depuis près d'un demi-siècle. A ces observations, nous avons joint celles que les auteurs modernes ont déjà publiées, et nous les avons comparées aux nôtres.

L'examen de tous ces matériaux nous a permis d'élaborer une troisième partie, qui constituera *l'étude clinique* proprement dite de la démonomanie.

Enfin un dernier chapitre de *conclusions* nous permettra de résumer à traits rapides les grandes lignes de notre thèse, celles qui nous paraissent devoir retenir spécialement l'attention du médecin-aliéniste.

PREMIÈRE PARTIE

HISTORIQUE

Notre intention n'est point de réunir et de commenter, dans cette partie historique, tout ce qui a été écrit sur la démonomanie: ce serait un travail de plusieurs volumes et de plusieurs années, et il faudrait le savoir, la maturité et l'autorité d'un Maître pour le mener à bonne fin. Notre désir a été de donner tout simplement une idée exacte de la démonomanie telle qu'on l'a observée dans la suite des temps et telle que les médecins l'ont comprise dans leurs écrits. Et, ainsi exposée, notre partie historique permettra déjà au lecteur de se faire une opinion personnelle, conforme ou non aux idées émises par les autres ou par nous-même.

Les subdivisions établies seront donc les suivantes :

1° *Aperçu historique de la démonomanie à travers les religions et les peuples;*

2° *La démonomanie à travers l'histoire de la médecine.*

CHAPITRE PREMIER

Aperçu historique de la démonomanie a travers les religions
et les peuples

L'idée d'intervention du démon dans le cours de la vie humaine a été répandue chez tous les peuples et à des degrés divers. Elle existe chez quelques-uns avec une netteté que n'a point encore effacée la civilisation; on lui attribue même une influence prépondérante dans l'origine de certaines maladies.

Ainsi, par exemple (1), pour les indigènes du *Siam*, chaque affection a son démon: l'un d'eux, Phï-Du, vit dans les forêts; il tombe des feuilles des arbres sur les malades, et produit la malaria.

Un autre, Phi-Disat, tend ses filets dans la forêt épaisse, et celui qui y tombe par hasard est atteint d'une maladie grave, que l'art médical ne peut guérir.

Au *Maroc*, c'est un esprit mauvais qui frappe les victimes marquées d'avance et leur donne le choléra.

Dans *l'île de Ceylan*, chaque symptôme de maladie tient à un démon. Il existe ainsi le démon de la cécité, celui de la surdité, celui du délire furieux, etc.

Les habitants du *Paraguay*, dans le cas de blessure avec suppuration, aspirent par succion le pus pour faire sortir l'esprit qui entretient le mal.

Les *Indiens de la Colombie* essayent de chasser l'esprit

---

(1) Laktin. Obozr. Psykh., Nevrol. i exper. Psychol. St-Pétersb., 1901, p. 9-19.

mauvais en pressant fortement avec les deux poings fermés
l'estomac du malade.

Les populations de l'*Abyssinie*, qui, cependant, ont adopté
la religion chrétienne, croient que les épileptiques sont possédés par un esprit: ils les battent sans pitié, croyant ainsi
l'éloigner et leur rendre la santé.

Ces exemples pourraient être multipliés; nous en trouve-
rions même dans les temps préhistoriques, puisque certains
savants ont rattaché aux idées de possession les trépanations
découvertes sur des crânes recueillis dans les couches dilu-
viennes de France, du Danemarck et du pays de Galles; les
orifices observés auraient été faits pour chasser le démon de
la maladie. Seuls, quelques peuples n'auraient pas admis
l'existence d'êtres surnaturels et n'auraient pas invoqué l'intervention d'esprits mauvais comme cause des maladies (1). Ce
sont les Indiens de la Californie, les Abipones (Amérique du
Sud), les indigènes des îles Samoan, de l'île Demood, des
îles Andaman, certaines tribus de l'Afrique centrale. Mais ce
fait nous paraît peu croyable, puisque les renseignements que
nous possédons aujourd'hui sur ces peuplades primitives
nous signalent l'idée d'une intervention surnaturelle dans
l'étiologie des maladies.

Bien que l'on ait jadis rattaché à l'intervention d'êtres
surnaturels tout ce qui était anormal ou pathologique, nous
ne retiendrons, dans ce chapitre, que les faits se rapportant
directement à la démonomanie. Les malades, qui se déclarent
persécutés, possédés par un esprit mauvais, vont faire seuls
l'objet de notre étude historique de la démonomanie à travers les religions et les peuples.

Nous envisagerons donc la *démonomanie* :

____

(1) Dictionnaire des Sciences médicales (Article *Démon*).

A. — Chez les *peuples de religion judéo-chrétienne:*

   1° chez les peuples *hébreux;*

   2° chez les peuples *chrétiens de l'Europe occidentale;*

   a) Du début du christianisme à la fin du moyen âge (XIVe siècle).

   b) Du XVe au XIXe siècle

   c) dans la période contemporaine (XIXe et XXe siècles).

   3° chez les peuples *slaves* et les *Kabyles chrétiens.*

B. — Chez les *peuples de religions diverses :*

   1° chez les *Grecs* et les *Romains;*

   2° chez les *Mahométans;*

   3° chez les *Chinois,* les *Japonais* et quelques autres peuples.

A. — Peuples de religion Judéo-chrétienne

1° *Chez les peuples hébreux*

Le fait d'une intervention personnelle de l'esprit du mal, ou de ses représentants, ne s'observe dans la religion hébraïque que peu de temps avant l'apparition du christianisme, aussi, la démonomanie n'est représentée par aucun exemple dans l'Ancien Testament. Ce n'est qu'à cette époque que l'on vit se former le dualisme très net entre Dieu ou esprit du bien, et le Diable ou esprit du mal.

Les Juifs admettaient les êtres surnaturels, et croyaient qu'ils pouvaient jouer le rôle d'incubes : ainsi Lilith, Haza etc. Malgré cette croyance, nous ne trouvons pas d'indication de possédés dans l'Ancien Testament. Le Deutéronome (**32**-17), le Lévitique (**17**-7), Esaïe (**13**-21) parlent bien de Schedim, de Sheirim, de Lilith, mais les commentateurs de ces chapitres ont discuté sur la nature des êtres décrits; les uns y voient des « esprits des champs et des bois », les autres, des « mauvais génies, qui habitaient le désert »; —

d'autres ont cru qu'il s'agissait de démons. Dans le premier livre de Samuel (**16**-14-23), il est dit que Saül était agité par un rouach rââch ou mauvais esprit: les sons de la harpe de David pouvaient seuls lui apporter le calme.

Mais l'auteur de ce document a soin de dire que ce mauvais esprit venait de l'Eternel lui-même (Meeth-Iahveh). Satan (Haschâtan), dans l'Ancien Testament, est le serviteur de Dieu. Il exécute les ordres que celui-ci lui donne. Il va répandre les maladies; il va punir les hommes mais, nulle part, on ne le voit substituer sa personnalité à celle du malade et lutter contre Dieu (Iahveh). Cependant, d'après Dagonet, les Hébreux connaissaient l'épilepsie qu'ils mettaient sur le compte du démon.

Quoi qu'il en soit, tous ces faits ne prouvent pas l'existence de la démonomanie chez les Hébreux.

A l'époque de Jésus-Christ, les possédés existaient et étaient nombreux dans le peuple juif. M. Ulric Draussin, qui a fait une thèse théologique sur « les Démoniaques au temps de N.-S. Jésus-Christ », constate le fait, s'en étonne et déclare qu'il n'est pas possible de retrouver les traces d'une évolution aussi complète et aussi inattendue. Cependant, si l'on étudie l'histoire du peuple israélite, on s'aperçoit qu'il subit l'influence des préceptes de Zoroastre et de sa doctrine : division du dieu omniscient, en esprit du bien ou Ormuzd, et esprit du mal ou Arhiman. Tous deux nés du dieu Omniscient, luttent dans le monde, jusqu'au jour où ils retourneront dans le néant, dans le Dieu suprême. Sous cette influence, les Hébreux créèrent de nouveaux êtres surnaturels: Arhiman (esprit du mal) devint Astaroth, Béelzébuth, Asmodée et autres démons. Ormuzd (esprit du bien) se transforma en légions d'anges et d'archanges.

Etant donné la création de ce dualisme, il ne faut point s'étonner de voir le peuple israélite admettre que l'esprit du mal peut triompher en quelque sorte de l'esprit du bien, et tourmenter ou s'emparer d'individus transformés ainsi en véritables démonomanes. Il est donc tout naturel que les possédés du démon aient apparu à cette époque chez le peuple israélite.

2° *Chez les peuples chrétiens de l'Europe Occidentale.*

a) Démonomanie du début du christianisme a la fin du moyen age.

La démonomanie vient d'apparaître dans la religion hébraïque; elle ne fera que se développer sous l'influence des idées répandues par Jésus-Christ. Le Nouveau Testament contient l'observation de plusieurs possédés que Christ guérit par sa parole. Lui-même est obsédé à son tour par Satan et la description des tentations de Jésus au désert nous le montre en lutte contre l'esprit du mal, qui le tourmente.

Mais il ne faut pas oublier que durant les premiers siècles de notre ère, le christianisme subit l'influence des religions qu'il tend à remplacer. C'est ainsi que les génies malfaisants apparaissent dans la religion des Druides (1). On les désigne tantôt sous le nom de *Gaurics*, êtres de la taille des géants, tantôt sous le nom de *Suléves*, personnages imberbes qui jouent le rôle de succubes auprès des voyageurs, tandis que les *Dusiens* ou *Druses* représentent des démons incubes venant déflorer les jeunes filles pendant leur sommeil. Saint Augustin considère ces faits comme une manifestation de l'intervention diabolique. — D'autre part, Satan apparaît aux démonomanes de l'époque sous la forme de dieux antiques. C'est ainsi qu'au IVᵉ siècle le diable apparaît à saint Martin tantôt sous la forme de Jupiter, tantôt sous celle de Vénus, de Minerve et de Mercure. Au XIIᵉ siècle, c'était encore Jupi-

----

(1) Ch. Renel : Les religions de la Gaule avant le christianisme, 1906, p. 383. — Saint Augustin : Cité de Dieu, Livre XV, chap. 23.

ter qui tourmentait les moines dans leurs visions. Guibert de Nogent rapporte qu'un prieur de l'Abbaye de Flavigny, ayant été atteint d'une maladie mortelle, le diable se présenta devant lui tenant un manuscrit à la main, et lui dit . « Prends ce livre et lis-le, Jupiter te l'envoie ».

L'influence des dieux antiques de la Gaule persista donc encore longtemps: elle dura même jusqu'aux XIII° et XIV° siècles.

La démonomanie existait ainsi à l'état endémique. La religion chrétienne luttait contre cette invasion de mauvais esprits, mais elle ne persécutait pas ceux qu'elle en croyait victimes. Certains chefs influents du christianisme émettaient même une sorte de doute sur l'intervention diabolique dans certains phénomènes, qu'ils considéraient plutôt comme d'origine intellectuelle.

Régina, abbé de 892 à 899, du couvent du Prüm (en Lorraine), déclare, dans un document admis dans la collection de Gratiani, que l'on doit traiter les apparitions démoniaques, comme des imaginations, des dérangements psychiques, des hallucinations (Kirschoff).

Les prescriptions de l'Eglise de cette époque étaient très nettes, et déclaraient que celui qui attribuait une réalité à de telles illusions mensongères, tournait le dos à la vraie croyance.

Le célèbre *Agobard*, archevêque de Lyon, à la fin du IX° siècle luttait contre la superstition du peuple : il admettait cependant que l'épilepsie pouvait être l'effet des influences diaboliques.

D'autre part, dans le *Canon Episcopal* qui est devenu une partie du *Corpus juris Canonici* et qui représente l'idée de l'Eglise avant l'Inquisition, il est dit au sujet de la sorcellerie, et des idées de possession : « Mais qui voudrait être un tel insensé et un tel écervelé de vouloir attribuer de la réalité à ces phénomènes intellectuels. Aussi doit-on communiquer à tout le monde que celui qui considère de telles choses comme vraies a perdu la vraie foi, et appartient au diable» (1).

Si l'Eglise était tolérante envers les possédés, elle craignait pourtant de voir les esprits amoureux du merveilleux se lancer dans l'étude de la magie. Aussi, dans les conciles de Laodicée (366), d'Agde (506), de Rome(721), etc... frappe-t-elle d'anathème tous ceux qui s'adonnaient à la magie (2).

Ainsi donc, dans les premiers siècles du christianisme, les formes de dieux, ou d'esprits païens sont celles qu'affecte, d'une manière spéciale Satan dans le délire des démonomanes; Sulèves, Druses, Jupiter, Vénus, Minerve, Mercure, tels sont ses divers aspects. Il n'a point encore de personnalité propre. A partir du XIIe siècle, Satan prendra peu à peu des caractères spéciaux, dégagés de l'influence mythologique de l'antiquité. Il affectera la forme d'animaux plus ou moins fantastiques, d'hommes aux pieds fourchus, etc... D'ailleurs, le livre de Michael Psellus (1105), « *Sur les faits des démons* », nous fait assister à cette transformation des hallucinations démoniaques. L'auteur raconte l'histoire d'un Grec qui se retira dans le désert où il se vit bientôt entouré d'esprits. Il avait de fréquentes relations avec eux. Il décrivit à l'auteur leur aspect, leur vie, leurs souffrances et leurs agissements. C'est en se basant sur ce fait que Psellus forma un système philosophique, dont la base était que chacun de ces démons possédait un corps, puisque, d'après le dogme de l'Eglise, ils souffraient des tourments par le feu. Or, ces démons étaient froids par nature. Ils aimaient donc rechercher la chaleur vitale dans le corps des hommes et des ani-

(1) Extrait de Rhamm. Croyances et procès des sorcières surtout dans les pays de Brunswick. Wolfenbuttel, 1882, p. 4 et 5 (d'après Kirschoff).

(2) L'abbé LERICHE. Etudes sur les possessions en général et sur celle de Loudun. Paris 1859, p. 15.

maux. Telle est, d'après cet auteur, la pathogénie de la possession démoniaque.

A mesure que se précise la personnalité du démon, son influence semble augmenter et les possédés deviennent nombreux, au point de produire de multiples épidémies dans les siècles suivants. C'est que des causes morales et physiques vinrent favoriser la démonomanie à la fin du moyen âge. Elles engendrèrent l'épidémie démoniaque, qui se répandit sur le monde civilisé et produisit, à elle seule, plus de ravages que les maladies et les guerres, si fréquentes à cette époque.

C'est le développement de cette épidémie que nous allons maintenant esquisser.

b) DÉMONOMANIE DU XVe AU XIXe SIÈCLE

Pour bien comprendre cette épidémie, il est bon de rappeler les conditions morales et matérielles dans lesquelles se trouvait le peuple à cette époque.

A l'enthousiasme religieux qui avait poussé les populations vers les lieux saints et les avait fait entrer en lutte contre les peuples orientaux, avait succédé une période de découragement et de malheurs.

Les croisés avaient rapporté de l'Orient des maladies qui ravagèrent l'Europe pendant plusieurs siècles. C'est ainsi que l'historien Sprengel (1) nous déclare qu'au XIIIe siècle il y avait deux mille léproseries en France, et que l'Europe entière renfermait environ 19.000 établissements semblables. Les maladies des organes génitaux devinrent extrêmement fréquentes. C'est l'époque où les médecins de l'Occident remplissent la pathologie médicale de l'histoire des gonorrhées, chancres, bubons, etc...

(1) SPRENGEL : Histoire de la médecine. p. 374.

Au XIVe siècle, une peste horrible, originaire du Levant, ravagea l'Italie, l'Espagne et la France (1348).

L'affreuse misère régnait dans les cités et dans les campagnes et les populations étaient aux prises avec la faim, la maladie et les guerres. Elles craignaient le seigneur du château et avaient peur du châtiment de Dieu.

L'un de nos illustres historiens a bien décrit les malheurs qui marquèrent la fin du moyen âge.

« La société est empreinte d'un profond sentiment de
» tristesse. Il y a comme un crêpe de douleur répandu sur
» la génération. Le monde est livré à tous les fléaux; les
» maladies pestilentielles, l'horrible famine déciment le peu-
» ple; des vents violents brisent les arbres séculaires; un
» ciel grisâtre se mêle aux brouillards des forêts profondes,
» comme une nuit qui enveloppe le genre humain. C'est un
» cri lamentable poussé par tout un siècle..... Le sombre
» témoignage du contemporain Glaber indique le fatal état
» de la société dévorée par tant de fléaux. On croyait que
» l'ordre des saisons et des mois, des éléments qui jusqu'alors
» avaient gouverné le monde, étaient retombés dans un
» éternel chaos, et l'on craignait *la fin du genre humain* » (1).

L'Eglise, de son côté, se laissait aller au goût de la richesse et du plaisir. Les auteurs ont décrit la conduite scandaleuse des papes, le commerce des reliques et les débauches effrénées du clergé. Les schismes succèdent aux schismes. Les alchimistes foisonnent; la magie païenne reprend son ascendant sur les esprits troublés. Le pape Benoit XIII lance une bulle contre les sorciers (1404). L'inquisition s'installe en Espagne, et Torquemada chasse 17 mille familles de Maranes (juifs), qui, misérables et malades, vont se disperser dans la France et l'Italie. Enfin, pour compléter

____

(1) CAPEFIGUE (d'après Dr Dupouy).

ces malheurs, la syphilis (1493) vient ravager, au XVe siècle, les diverses contrées de l'Europe déjà éprouvées par la peste.

Au milieu de ces misères morales et physiques, la démonomanie allait prendre son plus grand essor et produire les grandes épidémies qui ravagèrent le monde. L'Eglise commence ses persécutions; le diable reparaît et s'affirme. La propagation de cette épidémie sera aidée par la grande découverte de Jean Gutenberg. C'est en 1435, en effet, que s'imprime à Strasbourg le premier livre; dès lors pourra se répandre tout ce que les imaginations d'aliénés ou de sectaires religieux vont inventer; tout ce que le zèle ardent de prêtres ou de juges aveuglés va créer de folies et d'extravagances.

Nous parlerons rapidement des diverses épidémies de possession qui se sont produites, renvoyant aux auteurs, et surtout à Calmeil, ceux qui voudraient les étudier plus en détail.

De 1484 à 1500, dans la Haute-Allemagne, cent femmes s'accusent d'avoir commis des meurtres et d'avoir cohabité avec des démons. En 1491, les esprits déchus prennent possession de tout un couvent; à Cambrai, une religieuse, Jeanne Pothière, accusée d'avoir introduit le diable, est condamnée à la prison.

Durant ce XVe siècle, il y eut de rares défenseurs de ces malheureux. Nous devons signaler parmi eux, Me Edelin ou Edeline, docteur en Sorbonne, qui déclarait qu'il s'agissait d'illusion des sens. Il devait malheureusement délirer à son tour, et devenir démonolâtre, ce qui le fit condamner à la prison perpétuelle en 1453.

D'autre part, dans la ville de Gheel, située au N.-E. de la Belgique, il se fonda un asile vers 1457, sous le patronage de sainte Dymphne, presque exclusivement pour les possédés qui accouraient par centaines. Les habitants, qui logeaient et vivaient avec eux, les soignaient d'une manière toute

particulière. C'était l'influence de la sainte qui les guéris-
sait ; en tous cas, s'ils n'étaient pas rendus à la santé, du
moins étaient-ils toujours traités avec douceur.

Pendant le XVIᵉ siècle, les épidémies sont extrêmement
fréquentes. La Réforme, qui veut régénérer la religion, ne
fait qu'augmenter encore la folie démoniaque. Les chefs surtout contribuent à cette recrudescence de la démonomanie.
D'après *Calvin*, « Dieu ne laisse attaquer que les méchants,
les incrédules, qu'il ne reconnaît pas de son troupeau ».
Luther divise les démonomanes en deux groupes : les insensés
et les furieux qui ne sont possédés que physiquement, et les
possédés du démon dont l'âme est au démon. Poursuivi par
cette idée d'obsession démoniaque obsession dont il est une
des victimes, Luther voit partout l'intervention de Satan. Il
rencontre un enfant dégénéré, qui riait du malheur de ses
parents, qui mangeait ses excréments..... il s'écrie que cet
enfant doit être étouffé, car « dans les malheureux enfants
comme celui-là l'âme est remplacée par le diable ». (Kirschoff). Dans une lettre du 14 juillet 1528, Luther écrit : « Les
fous, les boiteux, les aveugles, les muets, sont des hommes
chez qui les démons se sont établis. Les médecins qui traitent ces infirmités comme ayant des causes naturelles, sont
des ignorants qui ne connaissent point toute la puissance du
démon » (1). Dirigés par de tels chefs, en proie aux guerres
civiles et aux maladies, les habitants de l'Allemagne virent
se répandre sur eux la plus terrible des épidémies de démonomanie.

En France les Inquisiteurs, en Allemagne les Réforma-
teurs contribuèrent à les entretenir. L'Eglise, qu'elle soit
catholique ou protestante, poursuit tout ce qui n'entre pas
dans le cadre orthodoxe étroit. Il y avait une morale et une

(1) MICHELET : Mémoires de Luther, écrits par lui-même, Livre II, chap. VI,
p. 171.

religion officielles; malheur à ceux qui ne les observaient pas strictement : les coups de la justice les frappaient. Les juges, pour atteindre plus rapidement leur but, inventent une nouvelle procédure (1) : ils emploient *la torture* et les supplices les plus raffinés.

Cette nouvelle méthode augmente encore le nombre des possédés car, aux malades réels, viendra s'ajouter la foule de ceux qui, innocents, seront obligés d'avouer, d'inventer les possessions auxquelles ils sont incités par l'interrogatoire des juges. Bienheureux si les tortures ne les ont pas rendus fous et réellement possédés. Ils se rétracteront parfois, au moment du supplice, mais on mettra ce fait sur le compte de l'influence diabolique. Aussi, l'auteur allemand Soldan a-t-il pu s'écrier : « Quel désert, quelle caverne d'assassins était devenue l'Allemagne, était devenu l'Occident chrétien ». Partout, dans tous les pays, retentissent des cris de désespoir, dans les chambres de torture, sur les bûchers, où la superstition démoniaque traînait ses victimes. Les juges avaient besoin de textes pour étayer leurs jugements. *Sprenger*, dans son *Malleus maleficarum*, leur résumera tous les procès, toutes les preuves de possession, et pour qu'ils puissent l'avoir toujours sous la main, il fera imprimer son livre sous le format in-8°, forme rare à cette époque (Michelet).

Tous les faits n'ont pas été relatés, beaucoup de documents ont été brûlés, mais ceux qui restent sont assez nombreux pour caractériser cette époque de malheurs et de folie.

Nul n'était à l'abri de la contagion et la maladie frappait aussi des intelligences supérieures, comme celle du docteur Torralba. Celui-ci avait fait de brillantes études en médecine et s'était adonné à l'étude des lettres, de la philosophie

---

(1) BOGUET (*Discours des sorciers*). Voir p. 228 les 52 articles qui réglaient cette procédure d'exception.

et des sciences sérieuses. Après avoir visité la France, l'Espagne, la Turquie et l'Italie toute entière, il s'était fixé à Rome où il était devenu médecin du cardinal Soderini et l'ami des plus grandes familles de la ville. Il devint sombre, mélancolique, puis eut des hallucinations visuelles et crut apercevoir un génie familier, un ange. Dans les voyages qu'il fit surtout en Espagne, cette vision continua à le suivre. En 1525, à Valladolid, il eut une hallucination et se crut transporté à Rome. Il le raconta aux habitants de Valladolid et déclara que Rome venait d'être saccagée. Ceci se trouva vrai et on commença à le soupçonner de sorcellerie. Il fut soumis à la torture, nia tout pacte, mais déclara que l'esprit continuait à venir l'importuner. Après trois ans d'attente et d'inquiétude, il fut condamné à faire abjuration comme hérétique et ne dut son salut qu'aux puissantes amitiés qu'il avait à Rome.

Ignace de Loyola (1491-1556), fondateur de la Compagnie de Jésus, eut souvent des hallucinations où le diable se montrait à ses yeux sous forme de serpent (1).

En 1543, *Madeleine de Cordoue*, ou de la Croix, déclare être possédée. C'est un des premiers cas et des plus nets d'hystéro-démonopathie. Elle fut condamnée à une pénitence publique et à être enfermée dans un couvent.

De 1550 à 1565, éclatent presque simultanément une série d'épidémies qui, presque toutes, débutent dans les couvents, pour se répandre ensuite dans les villes. C'est ce que les anciens livres ont appelé la *possession des nonnains*. Cette maladie nerveuse affligea les religieuses du couvent d'Uvertet, dans le comté de Horn (1551), les moinesses du monastère de Brigitte (l'épidémie dura 10 ans), les filles du couvent de Néomages, au mont de Hesse. En 1552, la démonopathie se

____

(1) Mafleio : *De vita et moribus Ignacii. Loyola LI et VII (d'après Meige)*.

révèle chez les moinesses de Kintorp, près d'Hammone (Strasbourg), et la cuisinière du couvent, Elise Kame et sa mère, sont condamnées à être brûlées. La mort tragique de ces deux femmes ne fit, selon Wier, qu'accroître l'audace du démon. La possession se répandit dans la ville et même dans le village de Howel, non loin de Strasbourg. Les condamnations à mort se multiplièrent.

Chez toutes ces malheureuses, apparaissent les mêmes symptômes; dans ces divers cas, il s'agit de grande hystérie. Faisons remarquer ce fait que le début de cette épidémie est secondaire à des troubles profonds de l'organisme : les nonnes d'Uvertet n'avaient vécu pendant plus de 50 jours que du suc de rave : à Kintorp, une sœur, Anne Langon, qui souffrait de l'hypochondre gauche fut possédée et devint la cause première de l'épidémie.

Les malades présentent toutes des crises convulsives avec sensation d'étouffement et impulsions : les unes ont un rire inextinguible, les autres sont poussées à aboyer, à grimper aux arbres, etc. Toutes ont des hallucinations génésiques, et disent avoir des rapports avec le diable. Les condamnations, les exorcismes ne font qu'augmenter leur nombre. L'épidémie se propagea à Rome (1554), où 80 jeunes filles furent possédées; celles-ci, disait-on, pouvaient parler des langues étrangères.

Vers 1560, toutes les religieuses du couvent de Nazareth, à Cologne, éprouvèrent de violentes attaques. J. Wier signale qu'une grande débauche régnait dans ce couvent.

En 1560, à Vervins, survient le cas de possession de Nicole Obry, qui eut un retentissement extrême à cause de la rivalité des catholiques et des protestants. M. Georges Dumas (1) montre comment cette jeune fille (16 ans 1/2), qui avait présenté des

<hr>

(1) Georges DUMAS, Revue de Paris, 1er janvier 1909, p. 171.

troubles physiques, fut suggestionnée par un prêtre, Pierre de la Motte. Celui-ci amena Nicole à se croire possédée du diable. Comme il ne pouvait ensuite la guérir, malgré tout l'éclat de l'exorcisme et tous les moyens employés, un protestant voulut tenter la guérison. Selon la recommandation de Luther, celui-ci, nommé Tournevèle, lui fit la lecture des psaumes de Marot. Mais la jeune fille était catholique, le moyen ne réussit pas, le diable prenant parti contre la religion réformée. « Crois-tu qu'un diable puisse en chasser un autre ? » s'écrie-t-il. Un dialogue s'engage entre Satan et Tournelève, et ce dernier dut se retirer sous les rires des catholiques. Ce n'est qu'après de nombreux exorcismes que la jeune fille est enfin guérie de sa démonopathie, à la grande joie des catholiques.

Les enfants ne sont pas à l'abri de la possession, et en 1566, à Amsterdam, les Enfants-Trouvés furent atteints de convulsions avec délire démonomaniaque.

En 1591, Françoise Fontaine de Louviers, à la suite des premiers rapports sexuels qui occasionnèrent une grande perte de sang (un seau, paraît-il), éprouva des hallucinations démonopathiques, avec crises hystériques (Provotelle).

A côté de ces cas isolés surgissent de nombreuses épidémies de démonolâtrie, que nous ne décrirons pas. Elles sont d'autant plus terribles que la torture oblige les accusés à des aveux et que toutes les accusations portées sont acceptées par les juges ; la simple présomption de sorcellerie suffit pour conduire devant les tribunaux un innocent, toujours condamné.

Les manuscrits qui traitent de la démonomanie circulent dans les mains des juges. Sprenger répand son Manuel du parfait inquisiteur, où il a collectionné tous les faits qui ont trait à la démonomanie à la sorcellerie ; il met ainsi entre les mains des juges une arme terrible, dont ils se serviront contre les malheureux démonomanes et contre leurs défenseurs.

En effet, pendant le cours de ce XVIe siècle, à côté des médecins, dont nous signalerons plus loin les opinions, et qui eurent le courage de lutter pour ces malheureux, vinrent s'adjoindre d'autres esprits cultivés, qui se révoltèrent contre ces scènes lugubres. Nous citerons des jurisconsultes comme Alciat, Montaigne, Leloyet, qui déclarèrent que la démonolâtrie était une maladie.

Ajoutons que lors de la possession de Marthe Brossier à Paris, en 1599, le Parlement chargea le procureur du roi Villemonté et le lieutenant criminel Lugoly de faire examiner la possédée au point de vue médical. Déjà, en 1598, Miron, évêque d'Angers, et l'official d'Orléans avaient déclaré que le diable n'y était pour rien, et il fut fait défense, sous peine d'excommunication, à tous les ecclésiastiques du diocèse d'Orléans d'employer les exorcismes contre la fille Brossier En effet, l'évêque avait fait boire de l'eau bénite, pendant son repas, à la possédée, sans qu'elle manifestât rien, et inversement lui avait lu des vers de l'Enéide, qui avaient produit des crises convulsives. Il avait donc conclu à l'imposture. Mais en 1599, cette jeune fille, venue à Paris, avait été de nouveau déclarée possédée par les capucins; de là l'arrêt du Parlement. Les médecins Marescot, Riolan, Autin, Ellain et Duret furent chargés de l'examiner. Pendant un examen, alors que la jeune fille était en pleine crise, Marescot la saisit à la gorge et lui commanda de s'arrêter. La malade obéit, alléguant pour excuses que l'esprit l'avait quittée (Bayle). Cependant tous les médecins n'étant pas d'accord, on nomma une nouvelle commission de quatorze praticiens, qui déclarèrent cette jeune fille non possédée. On la transporta alors à Romorantin, avec défense de s'éloigner de cette résidence.

Cet exemple montre qu'à la fin du XVIe siècle, dans la lutte contre l'ignorance des possessionnistes, le bon sens était parfois victorieux, et que même les prêtres ne se laissaient pas toujours influencer par les dires des possédés.

Mais cette victoire de la raison ne devait pas être définitive. Les causes de possession démoniaque étaient trop puissantes pour que l'on pût espérer voir diminuer les procès qu'elles provoquaient. *Au XVIIe siècle*, ils furent encore très nombreux, et les victimes succombèrent par milliers. Nous devons remarquer que ceux qui concernaient la sorcellerie diminuèrent, il devenait trop difficile pour les juges de faire admettre toutes les inventions des sorciers.

En vain, les ouvrages de Pierre Delancre, de Francisco-Torreblanca (Démonologie), de Henry Boguet (Discours des sorciers), de Del Rio, vinrent porter l'appui des textes, des preuves, aux juges hésitants. Ceux-ci durent se limiter aux procès des possédés.

Malheur à ceux qu'une névrose ignorée avait marqués des stigmates du diable ! Grâce à ces livres, les juges étaient devenus experts dans cette recherche et ils luttaient victorieusement contre les attaques de Baillou, de Charles Lepois, de Sylvius Deleboë, de Frédéric Spée, Balthazar Bekker et Reginald Scot (1), qui affirmaient que les sorciers n'existaient pas.

C'est ainsi qu'une femme hallucinée, s'imaginant cohabiter avec un incube, est condamnée par le juge Gueille (en Auvergne), à être brûlée vive; mais le Parlement de Paris réforme ce jugement.

En 1609, procès de démonolâtrie dans le pays de Labourd, où à côté des démonolâtres se rencontrent de nombreuses possédées.

En 1611, les filles de Sainte-Ursule, à Aix, furent atteintes

____

(1) RÉGINALD SCOT, dans *The discoverie of Witchcraft*, 1584, prouvait qu'il n'y avait point de sorciers (d'après Armand Benet).

d'hystéro-démonopathie. Elles accusèrent le curé Gaufridi de les avoir ensorcelées. Le malheureux abbé, sous l'influence des tortures morales et physiques, finit par déraisonner. Il avoua son crime imaginaire et fut brûlé vif. Sa mort n'éteignit pas l'épidémie, et les nonnes accusèrent alors de sorcellerie une pauvre fille aveugle, nommée Honoré, qui, elle aussi, fut envoyée au bûcher.

L'épidémie se transporta ensuite au couvent de Sainte-Brigitte, à Lille. On déclara coupable, cette fois, une religieuse, Marie de Sains, qui fut jetée en prison. Pendant un an, elle protesta de son innocence.Accusée par d'autres sœurs démonomanes, elle finit par devenir folle. Elle avoua des « péchés et abominations qui étaient au delà de toute imagination », et se souvenant de l'épidémie d'Aix qui lui avait été racontée, elle accusa, elle aussi, Louis Gaufridi d'avoir été un prince de la magie. Marie de Sains fut condamnée à la prison perpétuelle. A peine la sentence fut-elle prononcée, qu'on nomma une nouvelle commission pour juger Simone Dourlet, une ancienne religieuse du couvent, qui avait été dénoncée comme sorcière par les démoniaques. Elle pleura et nia pendant longtemps. Avec des aiguilles acérées, on chercha les marques du diable, on ne trouva rien. Enfin, au bout de 6 jours de tortures morales et physiques, elle s'avoua coupable de démonolâtrie. Une troisième sœur fut accusée..... l'épidémie dura ainsi dix ans.

Vers 1628, c'est au couvent des Bénédictines de Madrid; en 1632, aux Ursulines de Loudun que se manifestent les épidémies de démonomanie.

Cette dernière mérite quelques détails à cause de son extension vers Chinon, Louviers... Les Ursulines étaient des filles de grande maison ; l'une d'elles, Mme de Belciel, avait cru voir le spectre d'un prieur, mort depuis peu, lui apparaître et s'approcher de son lit tous les soirs. Elle communiqua ses terreurs à ses compagnes, et bientôt, toutes se mirent à trembler, puis à crier et courir follement : elles se sentaient possédées du diable. Aux exorcistes qui l'interrogeaient, Mme de Belciel déclara qu'elle entendait parler un être vivant dans son corps, qu'elle possédait sept démons « qui faisaient, dans tout son corps, un grand vacarme ». Sœur Louise de Barbeziers déclara en avoir deux, sœur Agnès quatre, sœur Claire de Sazilli, huit, etc... (1). Toutes ces religieuses indiquent le nombre de leurs démons ,et en général, une résidence spéciale dans leur corps (estomac, cœur...). L'épidémie s'étendit dans le couvent et de nombreuses séculières furent possédées.

On sait quelles tortures furent infligées au prêtre Grandier, accusé d'avoir ensorcelé cet établissement. Il mourut sur le bûcher en protestant de son innocence.

L'hystéro-démonopathie se propagea parmi les séculières de Loudun, de Chinon. Chez ces dernières, l'épidémie fut importée par un nommé Barré, prêtre. En vain, le cardinal de Lyon, les évêques d'Angers, de Chartres et de Nimes, réunis à Bourgueil, déclarèrent-ils que les prétendues possédées n'étaient que des mélancoliques, et que le diable n'était pour rien dans l'affaire : l'exorciste jura sur le Saint-Sacrement que, pour lui, il y avait possession. Pour arrêter l'épidémie, il fallut séquestrer les énergumènes et prononcer l'interdiction et l'exil du curé Barré.

La démonomanie fit son apparition dans les environs d'Avignon, à Tarascon, sur le Rhône. Une fille se croyait possédée par quatre démons. Heureusement, Mazarin, qui remplissait les fonctions de vice-légat du pape, reconnut que l'esprit seul de la malade était dérangé, et arrêta l'œuvre funeste des exorcistes.

Les exorciseurs eux-mêmes n'étaient pas à l'abri de la contagion. Le père Lactance, qui avait joué un rôle dans le

---

(1) Gabriel Legué : Thèse Paris, 1874, p. 53, 54, 55.

procès d'Urbain Grandier, puis, quelques temps après, le père Surin, le père Tranquille, le père Lucas, furent, à leur tour, atteints de démonopathie.

L'histoire des nonnes de Loudun se reproduisit identiquement chez les religieuses du couvent de Sainte-Elisabeth de Louviers en 1642. Ces sœurs avaient été préparées à la folie par des mortifications, des jeûnes, des veilles extatiques. Dix-huit religieuses furent atteintes. Elles hurlaient, se tordaient par terre, sautaient en l'air, comme poussées par des ressorts. Elles dénoncèrent l'abbé Picard, leur ancien confesseur, mort antérieurement à leurs accidents nerveux, comme auteur de leurs maux, puis un autre prêtre du nom de François Boullé, et plusieurs de leurs compagnes, notamment la sœur Madeleine Bavan. Le Parlement de Rouen ordonna l'exhumation du cadavre de Picard, et condamna au bûcher François Boullé. Celui-ci fut lié au corps de l'abbé Picard, et brûlé sur la place du Vieux-Marché, à Rouen.

L'épidémie continue. De 1628 à 1633, les Bénédictines de Madrid, de 1652 à 1662, les religieuses du couvent d'Auxonne, furent atteintes.

En 1681, de nombreux procès de démonolâtrie et de possession ont lieu à Toulouse; en 1673, l'épidémie atteint les orphelins de Horn; de 1687 à 1690, on signale quelques cas à Milleri près Lyon et à Saint-Etienne.

Pourtant, la folie démoniaque décroît durant le cours du XVIIIe siècle. En France nous ne trouvons plus que l'épidémie produite à Landes (près de Bayeux) en 1732. Signalons, pour la curiosité du fait qu'on s'adressa à la Sorbonne pour savoir s'il y avait possession. Celle-ci se réunit en Assemblée générale et déclara, le 13 mars 1735, qu'il s'agissait de cas de possession (1).

(1) HAUTERIVE : Démon d'autrefois et d'aujourd'hui. *Monde moderne*, Paris, 1902, II, juillet, p. 82.

Cette diminution des délires démoniaques tient au fait que, d'une part, les esprits prédisposés poussent leur amour du merveilleux vers une autre direction tels les miracles de saint Médard qui furent célèbres et occupèrent l'opinion publique, le baquet de Mesmer, etc.; d'autre part, les gouvernements réagissent contre les arrêts des divers tribunaux. Louis XIV avait déjà, en 1670, conformément aux idées de Colbert, cassé l'arrêt du Parlement qui condamnait au bûcher les démonolâtres de la Haye-Dupuys. L'Eglise elle-même entre dans cette voie de libéralisme (1). Primitivement, tout chrétien pouvait exorciser. Les instructions de la Sacrée Congrégation du Saint-Office (déc. 1700), de la Sacrée Congrégation des Evêques et Réguliers (janv. 1713 — sept. 1738 — juil. 1787), prescrivent de nouvelles règles. Avant d'exorciser, il faut : 1° observer le confesseur ordinaire de la possédée, et, s'il y a doute, l'écarter; 2° s'enquérir si les religieuses obsédées sont encore ou n'ont jamais été prises d'amour profane; 3° rechercher si leurs agitations peuvent dériver de causes et passions mondaines, ou bien d'effets hystériques et naturels; pour cela, les faire examiner par un ou plusieurs médecins d'un âge avancé; 4° surveiller attentivement les domestiques, qu'on a coutume de faire entrer dans les couvents.

c) DÉMONOMANIE DANS LA PÉRIODE CONTEMPORAINE

Grâce aux sages mesures que nous venons d'énumérer, nous ne trouvons la démonomanie qu'à l'état endémique au XIXᵉ siècle. Nous ne pouvons citer ici que trois légères épidémies :

L'épidémie de *Morzines* en Savoie (1857-1860), celle de *Verzignies* en Italie (1878) et celle de *Jaca* en Espagne (1881).

Mais dans ce siècle apparaît une nouvelle forme de démonomanie. Elle nous est fournie par les spirites. Ainsi, un

(1) Grande Encyclopédie, Art. « Obsession. Possession ».

journal des Etats-Unis (1) déclare, en 1852 : « La plupart des médiums deviennent hagards, idiots, ou stupides, et il en est de même de beaucoup de leurs auditeurs. Il ne se passe pas de semaine où nous n'apprenions que quelqu'un de ces malheureux s'est détruit par un suicide, ou est entré dans une maison de fous. Des médiums donnent souvent des signes non équivoques d'une *possession véritable par le démon*. Le mal se répand avec rapidité, et il produira, d'ici à peu d'années, d'affreux résultats ». De même en 1863, M. P. Burlet signale dans son travail sur le spiritisme, des cas de possession chez des spirites. Ces faits deviennent si fréquents, que le Docteur Paul Duhem (1904) fait une thèse où il déclare le « *spiritisme un danger social* ».

Cette forme nouvelle de démonomanie n'empêche pas les anciens cas de possession de se produire nombreux encore.

Citons le bienheureux curé d'Ars (1786-1859), qui fut en butte aux persécutions diaboliques (2). Les observations de M. Boismont (1843), Hyvert (thèse de Paris 1889), Baratoux, Legrain, Souques, Paris, Fenayrou (thèse de Toulouse 1894) et ceux d'Arsimoles.

Ce sont les cas qui se sont produits dans notre Asile, à la fin du siècle dernier, et au début du XXᵉ, qui feront l'objet de la deuxième partie de notre thèse.

3º *Chez les peuples Slaves et Kabyles chrétiens*

Parmi les cas contemporains qui peuvent être rattachés aux religions chrétiennes, nous devons décrire l'épidémie qui existe encore en Russie et les nombreux cas qui se produisent en Kabylie.

Russie : La démonomanie se trouve à l'état épidémique en Russie. M. Kraïnaki (3) fut envoyé en été 1899 par le Dépar-

---

(1) BOSTON-PILOT, 1ᵉʳ juin 1852, traduit par M. P. Figuier in *Histoire du merveil-leux dans les temps modernes*.
(2) M. VIANEY : Le Bienheureux curé d'Ars, p. 70.
(3) KRAÏNAKI. *Revue de neurologie* 1901, p. 34.

tement médical, à Achtchepkow (gouv. de Smolensk), pour étudier une maladie nerveuse épidémique, qui provoquait des troubles, des accusations de sorcellerie, etc... Ce phénomène est appelé clicouchestwo.

Le clicouchestwo est actuellement très répandu en Russie, surtout dans la grande Russie, au Nord, et en Sibérie. Il est entretenu par l'influence des couvents. Il se répand chez les paysans misérables et surtout chez les femmes.

M. Kraïnaki nous donne le tableau clinique suivant : « Au » début, la femme se sent « gâtée ». Elle présente une dou- » leur épigastrique avec globe hystérique et paresthésies » diverses. Il s'y ajoute des étourdissements, de l'irritabilité » et de la tristesse. Ce qui prédomine, c'est la *crainte des* » *saintetés* ».

« Le premier accès a lieu dans l'église. La malade pousse » des cris aigus d'animaux (aboiements, coucou) avec hoquets » et sons vomitoires. Elle prononce des blasphèmes au nom » du diable *qui est en elle*. Elle crie le nom de celui qui l'a » « gâtée », se tord par terre, ou se jette sur l'icone. Il y a de » l'insensibilité aux excitations douloureuses. Les réflexes » sont normaux. »

« Les mouvements sont coordonnés et volontaires, et non » convulsifs. La conscience et l'orientation dans le temps et » l'espace sont conservés. Il n'y a pas de délire. L'amnésie » des accès est constante..... Leur durée varie de dix minutes » à plusieurs heures, et leur fréquence est très variable (de » un par an, à plusieurs par 24 heures).

» Dans l'intervalle des accès, la malade est normale, mais » très hypnotisable. Par fermeture et compression du globe » oculaire, on obtient l'état somnambulique de Charcot avec » parfois état cataleptoïde. Il y a faculté de divination. La » guérison est produite le plus souvent en une séance, par » l'hypnose. »

L'auteur fait entrer ces cas dans la catégorie des états obsédants. Il les sépare de l'hystérie à cause de l'absence des symptômes sensitifs persistants et de réflexes vaso-moteurs.

M. Bekterew, qui prit part à la discussion du rapport Kraïnaki, fit remarquer la ressemblance avec le démonisme au moyen âge, qu'il ramène toujours à l'hystérie. Il conclut que le clicouchestwo est souvent le seul symptôme de l'hystérie.

Kabylie : En Kabylie, il se produit des cas de possession qui rappellent ceux du moyen âge (1). Ce sont des « possédés » dont M. Mayor, missionnaire protestant, rapporte les observations. Parmi les exemples qu'il cite, nous signalerons les deux cas suivants:

« M. et Mme Mayor s'étaient rendus dans un village kabyle pour y tenir un culte. Ils trouvèrent une femme, nommée Teitern, qui se débattait entre les mains de plusieurs personnes. Elle voulait à tout prix s'enfuir. On apprit au missionnaire que le démon avait frappé cette femme;c'est l'expression par laquelle les indigènes désignent ces cas. Le prêtre l'exorcisait et ordonnait au démon de s'en aller au nom de tous les saints du calendrier arabe. Une voix étrange, sortant de la bouche de la femme, s'y refusait énergiquement. M. et Mme Mayor furent saisis tous les deux par le sentiment qu'ils étaient en présence d'une influence démoniaque. Ils se mirent à prier. Pendant la prière, la voix cria : « Allez-vous-en »; au bout de quelque temps, la femme revint à son bon sens. Plus tard, des crises analogues la reprirent. »

Observation II. — « Je fus appelé, dit M. Mayor, à me rendre un jour auprès d'une femme qui venait souvent travailler à la station Je la connaissais comme une personne de bon

(1) Besson. Archives de psychologie. Genève, t. VI, janvier 1907.

sens, affectueuse envers nous, intelligente, paisible, naturelle, saine de corps et d'esprit. Je la trouvai assise devant la maison, entourée de nombreuses personnes. Un prêtre, tenant une mèche allumée devant la bouche de la malade, ordonnait à l'esprit de s'en aller. Entendant le bruit de mes pas sur le gravier, Fatma s'écria d'une voix toute changée: « Je ne veux pas de celui-ci, qui vient avec ses souliers ferrés, je ne veux pas le recevoir, je ne veux pas de l'Evangile. » Je n'avais pas achevé de lui parler qu'elle redevint naturelle. Elle déclara aussitôt s'être sentie distinctement sous l'influence du démon. Deux ans après, elle eut une nouvelle crise. »

M. Mayor cite plusieurs autres malades du même genre. Un autre pasteur, M. Besson, résume ainsi les observations générales, qu'il a pu recueillir dans ce pays. « Les crises surviennent subitement et disparaissent de même, laissant le corps dans une certaine lassitude. La voix est changée, le regard est fixe et hagard: le pouls bat régulièrement. Le malade ne reconnaît ni parents, ni enfants. Il refuse de boire et de manger. Une force le pousse à s'enfuir. Son être moral semble être changé, c'est comme s'il y avait *substitution de personne*. La présence du missionnaire amène l'excitation du malade au plus haut degré; ou bien il lui fait peur, alors que, revenu à son bon sens, il témoigne affection et confiance à « l'homme du livre ».

Certains sujets ont une crise tous les mois, d'autres deux fois par an. Quelques-uns n'en ont que deux ou trois, ou même une seule dans leur vie. La proportion des femmes atteintes de ce mal est plus forte que celle des hommes.

Tels sont les renseignements fournis par M. H. Besson, pasteur (1907). De leur analyse, il semble que nous soyons en présence, soit de cas d'hystérie, soit de cas de suggestion chez des débiles. La lutte spirituelle des missionnaires de diverses doctrines chrétiennes, qui se disputent l'âme de ces

Kabyles ne nous paraît pas étrangère à la formation de ces cas de démonomanie; c'est pourquoi nous les rattachons aux cas historiques chez les peuples chrétiens.

B. — Peuples de Religions diverses

1° *Démonomanie chez les Grecs et les Romains*

La religion judéo-chrétienne n'a pas le monopole des maladies surnaturelles. Nous les retrouvons dans d'autres religions, où les effets produits nous paraissent, il est vrai, moins importants. Il est nécessaire néanmoins d'en donner un aperçu rapide.

La Grèce et Rome antiques ne nous ont pour ainsi dire pas laissé d'exemple de véritable possession démoniaque; à vrai dire, les Grecs et les Romains furent influencés dans ce sens, au moment de l'invasion dans le monde des idées religieuses de l'Orient. Mais si avant cette époque, il n'y eut pas chez ces peuples de possession véritable, l'idée démoniaque existait cependant. C'est ainsi que *Platon* établit dans le Timée, dans le Phèdre, dans les Lois, une hiérarchie de dieux et de démons. Ces démons peuvent apparaître aux hommes et s'occuper de leurs affaires. De même, *Plotin* a fait dans les Ennéades un livre entier sur les démons (Ennéade III, livre IV). *Plaute*, dans Ménandre; *Pline le Jeune*, dans ses lettres, racontent des histoires de revenants et de démons. Mais ces démons étaient de simples intermédiaires entre les dieux et les hommes.

Socrate, lui-même, aurait eu un démon familier. Sur ce point, Monseigneur Henry Edward(1) essaye de démontrer qu'il s'agissait simplement de la conscience du célèbre philo-

(1.) Mgr EDWARD (Henry) : La nature du démon de Socrate. Institution royale de Londres. 1876. — Ex : *Ann. Méd. Psyc.*, 1876, p. 302.

sophe. M. Lélut a démontré, par l'étude des écrits de ses disciples, que Socrate avait des hallucinations de l'ouïe et peut-être de la vue. Il croyait fermement qu'une voix d'origine divine lui dictait sa conduite. Quoi qu'il en soit, l'idée de persécution par un esprit mauvais doit être écartée, et s'il est un halluciné, le philosophe grec n'est pas un démonopathe.

Il est inutile de rappeler toutes les légendes de l'antiquité sur les satyres, les dryades, qui jouaient le rôle d'incubes, et de signaler le fait que les possédés des anciens dieux étaient en général de simples hystériques et non de véritables démonomaniaques. Comme le dit M. Charles Richet: «Peut-être y avait-» il chez les Grecs et les Romains, au sujet du mal physique, » une vague idée religieuse, celle de la fatalité avec cette opi-» nion que le destin envoie aux hommes des maladies pour » le punir. Mais quant à préciser l'action de cette puissance » fatale le bon sens antique s'y est constamment refusé » (1).

Peut-être à côté de ce bon sens faudrait-il ajouter d'autres causes pour expliquer l'absence de cas de démonomanie. Les habitudes de tempérance, l'amour du développement physique, la suppression des enfants débiles dans certaines contrées, l'absence d'épidémies, sont des raisons suffisantes pour expliquer la rareté des aliénés dans la Grèce antique et démontrer pourquoi, malgré leurs croyances religieuses, leur imagination vive, les Grecs n'eurent pas, comme dans l'Europe centrale, d'épidémie de possession.

2° *Démonomanie chez les Mahométans*

ARABE. — Les Mahométans ont une doctrine religieuse qui a la plus grande analogie avec celle des chrétiens. Ils s'en rapprochent aussi par la croyance à l'intervention d'es-

_____

(1) Ch. RICHET : Démoniaques d'aujourd'hui et d'autrefois. *Revue des Deux Mondes*, 1880, p. 340 et 828.

prits mauvais. Il y a une ressemblance complète entre les incubes et les succubes du moyen âge et les mauvais génies, qu'ils appellent Djinns. « Les Djinns (démons, mauvais génies) donnent l'épilepsie à ceux d'entre les hommes, dont elles deviennent amoureuses, et quand ces amants humains sont renversés, étourdis par l'attaque épileptique, c'est qu'elles vont se mettre en union charnelle et matrimoniale avec eux. De même, les Djinns mâles frappent d'épilepsie les filles des hommes pour en jouir comme amantes au moment de l'étourdissement épileptique (1). Les mulsumans considèrent toutes les maladies comme des possessions. Aussi, n'est-il pas étonnant de voir des cas de démonopathie interne chez des malades nerveuses, qui ont la réputation d'être sorcières. En outre, les magiciens, qui croient pouvoir se transporter à de grandes distances en un clin d'œil, ont commerce avec les esprits. Ils peuvent forniquer avec les démons-femelles. Ces rapprochements sexuels se produiraient dans les réunions des démons.

Les Guenaoux, sociétés secrètes de nègres, très répandues dans l'Afrique du Nord, sont très souvent en état de possession. Cet état se termine, paraît-il, par un éternuement. On dit alors que le Djinn qui les animait est sorti.

Des cas de possessions semblables à ceux du moyen âge se produisent très souvent en Algérie.

M. E. Doutté (professeur à Alger), dans son livre sur les *Superstitions et Magie dans l'Afrique du Nord* (1909), déclare réserver ce chapitre intéressant pour un autre ouvrage, qui paraîtra ultérieurement.

3° *Démonomanie chez les Orientaux*

La possession démoniaque est une forme d'aliénation assez répandue dans les pays orientaux. Si elle se rencontre dans

____

(1) El Tounsi, ouvrage *Filkr el lorha*, traduit par le Dr Perron (d'après Meige).

les divers pays de race jaune, c'est en particulier chez les
Chinois et les Japonais qu'elle est la plus fréquente.

a) En Chine, les renseignements suivants sur les Chinois
ont été recueillis par un missionnaire catholique, d'origine
américaine. Pour se documenter, celui-ci a envoyé une circu-
laire à tous les missionnaires des diverses contrées de la
Chine, afin d'obtenir des renseignements aussi étendus que
possible sur les cas de démonomanie. Si les résultats obtenus
ne sont pas d'une rigoureuse impartialité, s'ils ne sont pas
absolument scientifiques, du moins nous paraissent-ils intéressants au point de vue documentaire.

Ce missionnaire, *M. John L. Nevius*, a rassemblé tous
ces faits dans son livre : *Demon possession ad allied themes...*
Au début, il déclare qu'il a été frappé par la similitude qui
existe entre démoniaques de la Bible et possédés chinois. Il
signale les faits qu'il a recueillis, il discute les théories pathogéniques, psychologiques, spiritualistes, pour expliquer les
cas de possession démoniaque, et, naturellement, il conclut
à l'existence des démons, diables, anti-anges, êtres surnaturels, et admet les manifestations de leur présence, encore de
nos jours. Ce serait, d'après lui, le christianisme qui serait
le remède souverain.

Les réponses reçues par M. John Nevius varient légèrement entre elles; mais toutes sont unanimes à admettre l'existence des cas de démonomanie.

Les démons, qui jouent un rôle en Chine, sont nombreux;
c'est, en premier lieu, Wang-Ku-wiang (p. 17) (épouse de
Yon-whang, divinité importante), ce sont Ching-Kwang, Tai-
son, Lu-tsi, mais ces noms ne sont pas les seuls, et chaque
démon peut avoir d'autres petits noms. Les symptômes de
possession sont légèrement différents suivant les cas. D'une
façon générale, le malade n'a pas conscience de ses crises et
ne se rappelle rien de ses actes ou de ses paroles. Le démon

parle par sa bouche et le fait agir. Dans aucun des cas cités, l'esprit mauvais ne parle dans le corps du malade. Sous l'influence du démon, le patient paraît être souvent, sinon toujours, une personnalité différente. Il parle parfois en rimes, ou emploie une langue plus raffinée, par exemple, celle des mandarins, que le malade est censé ne pas connaître.

Voici quelques renseignements recueillis par certains des correspondants de John Nevius.

Chen-Li-Ling, converti chrétien (1), déclare que les cas sont peu nombreux dans les villes, beaucoup plus fréquents dans les villages, et surtout uans certains districts. Quel que soit l'état physique de la victime (bien portante ou malade), le démon en prend possession. Les unes sautent, se jettent çà et là, et le démon dit qui il est. D'autres causent, rient, sans violences, avec une voix changée. Il en est qui s'expriment en un langage inconnu. Les possédés ont les muscles contractés, les yeux fermés ou hagards, avec une expression d'extrême frayeur. Parfois les malades se blessent dans leur agitation. Comme moyen de lutter contre le démon, on emploie des charmes (papiers avec des inscriptions) qui sont brûlés, ou bien le malade et sa famille sacrifient au démon. Seule la religion chrétienne pourrait apporter la guérison.

Wang-Fu-Wang, autre chrétien converti, résume ainsi la crise de possession. Le malade pleure, il a une sensation de chaud et froid, puis un accès de chagrin, ou ue colère, avec souvent des phénomènes de violence. Le possédé parle et rit alternativement, marche et s'assied, se roule par terre ou saute en l'air. Le tout se termine par des convulsions. La guérison est obtenue par des charmes brûlés, des chants de prêtres. Ceux-ci poussent des aiguilles dans le corps du

---

.(1) NEVIUS (John L.) : Demon possession and allied themes..... London, 1897, p. 45 à 52.

malade, ou le pincent avec les doigts. Le démon alors crie et promet de s'en aller.

L'observateur déclare que les cas de possession sont moins fréquents en temps de paix, qu'au moment de troubles ou de guerres, et que les familles prospères sont moins atteintes

M. Nevius donne en outre l'extrait d'une conférence du pasteur Timothy Richards, missionnaire à Chefou (p. 62-72), sur des cas de possession en Chine.

Les cas sont considérés comme honteux et sont gardés secrets par les familles : ils n'entraînent jamais de persécutions. Cette maladie est appelée Fan-ku-li. L'auteur signale la maladie du renard, que nous retrouverons au Japon, mais qui est d'origine chinoise. Le renard peut être remplacé par une martre, un serpent, etc.

Parmi les observations rapportées par l'auteur, nous reproduirons comme exemple, celle décrite par Leng, interprète de Nevius :

« Kivo est une femme de 32 ans, possédée depuis 8 ans. En vain, a-t-on employé tous les remèdes possibles pour la guérir. Leng la trouva étendue sur son lit et insensible. Après qu'il eut prié, elle se leva, les yeux clos avec un tremblement de paupières, comme si elle pleurait. Ses poings étaient fortement serrés. Leng parla alors au démon. « Ne crains-tu donc pas Dieu ? » Le démon répondit en rimes :

> « Dieu et Christ n'interviennent pas,
> » Je suis ici depuis sept ou huit ans,
> » Tu ne peux pas me chasser... etc. »

Cette conversation dura quelque temps, puis la crise cessa. Quelques jours plus tard, la malade communiqua sa maladie à une autre femme, qui était une parente et habitait la même maison. Les deux possédées se mirent à se démener si furieusement qu'elles interrompirent une réunion de chrétiens. Elles prédirent, en outre, l'arrivée de l'interprète Leng que personne n'attendait. Celui-ci apostropha le démon, puis pria, ce qui amena la guérison immédiate et complète des deux femmes ».

L'auteur décrit un autre cas de possession. La victime présenta des symptômes semblables à ceux qui précèdent, mais plus prononcés. Elle mourut à quelques mois de là. Nevius fait remarquer qu'elle n'avait pas voulu accepter la doctrine chrétienne.

De la lecture de cet ouvrage, il résulte que la possession démoniaque existe en Chine et qu'elle présente un certain nombre de symptômes la rapprochant de ceux déjà observés dans l'étude du moyen âge.

Préoccupé par le but qu'il se propose, uniquement théologique, M. Nevius n'insiste pas suffisamment sur la description clinique des cas. Il s'étend complaisamment sur la valeur de la doctrine chrétienne comme moyen de guérison.

b) Au Japon (1), la possession démoniaque existe à l'état endémique. Les symptômes principaux de la maladie sont semblables à ceux de nos démonomanes. Nous retrouvons les mêmes phénomènes de dédoublement de la personnalité avec crises convulsives, et guérison par suggestion. Naturellement cette possession est en rapport avec la mythologie Japonaise. Ainsi, Mitford, dans son livre sur les anciennes légendes Japonaises, montre la peur superstitieuse des Japonais pour les renards, les chiens, les blaireaux. Ils croient, en effet, que ces animaux peuvent prendre l'aspect humain pour ensorceler les hommes. M. Chamberlain fait remarquer que ces idées furent empruntées aux Chinois au moyen âge, et que les Japonais croient que les renards ont la faculté de pénétrer dans le corps des hommes, de même que les démons peuvent, d'après les livres bibliques, posséder les hommes.

---

(1) Reitz (G.) : Les possédés au Japon. *Abozr. Psykh. Nevrol. i exper. Psycol.* Saint-Pétersbourg, 1901, p. 94 à 96.

Le docteur Baelg, professeur de l'Université Japonaise, donne la description suivante des possédés au Japon : « La » possession par les renards est une maladie nerveuse qu'on » rencontre souvent au Japon. Après avoir pénétré dans le » corps humain par la poitrine, et plus souvent encore par » l'interstice entre l'ongle et la chair, le renard vit dans le » corps de l'individu de sa propre vie, indépendamment de la » personnalité du possédé. Il se produit un *dédoublement* » *de la personnalité* chez le malade. Le possédé entend et » comprend tout ce que dit ou pense le renard. Il y a souvent » discussion entre les deux. La voix du renard est tout autre » que celle du possédé.

» Ce sont le plus souvent les femmes qui sont atteintes et » surtout celles des classes inférieures. Les causes prédispo- » santes de cette maladie sont la superstition, les *maladies* » *affaiblissantes;* par exemple: la fièvre typhoïde. Les malades » frappées sont celles qui ont entendu parler de la possession, » et qui y croient. Cette maladie est liée à l'hystérie et à l'hyp- » notisme; elle dépend de l'auto-suggestion. Souvent l'idée » seule de la guérison guérit la malade. Les meilleurs exor- » ciseurs sont les prêtres d'une secte boudhiste très supersti- » tieuse, « Nichiren ». L'expulsion du renard s'accompagne » parfois de violentes crises. Toujours, même lorsque le re- » nard abandonne facilement sa victime, la malade reste un » jour ou deux prostrée, et quelquefois a complètement oublié » ce qui s'est passé. »

Le docteur Baelg raconte l'histoire d'une autre malade, intéressante par ce fait qu'elle nous ramène à une scène du moyen âge. Une convalescente de fièvre typhoïde avait à l'hôpital une voisine qui lui raconta un jour l'histoire d'une femme possédée par le renard, qui cherchait à s'en débarras- ser et à l'envoyer chez une autre. Notre convalescente se crut immédiatement attaquée par le renard. Elle résiste, crie: « Il vient. Que dois-je faire ? » Le renard se met à parler d'une voix étrange, cassée, sèche. Il se moque de sa victime. Cette scène se renouvelle souvent pendant trois semaines. On envoie chercher un prêtre de la secte « Nichiren ». Celui-ci blâme sévèrement le renard. Ce dernier discute, mais consent enfin à quitter sa victime, à condition qu'un sacrifice bien spécifié lui soit offert dans tel temple.

La malade connaissait les paroles qu'allait prononcer le renard, mais ne pouvait elle-même dire un seul mot. Le sacrifice offert, la malade fut définitivement débarrassée de son renard.

Baelg raconte aussi des cas de possession de courte durée chez certains pèlerins. Ceux-ci vont dans un temple, se mettent à réciter de longues prières, et aboutissent à un tel état, que tout d'un coup ils croient que leurs péchés se changent en serpent ou en tigre, qui, après être restés dans leur victime un certain temps, disparaissent sans qu'il soit besoin d'exorcisme.

La ressemblance de ces malades avec les possédés d'Europe est très grande. Chez tous, il y a dédoublement de la personnalité, avec hallucinations psycho-motrices.

Cette ressemblance va même beaucoup plus loin, puisque d'après *Regnault* (1), il y a de nombreuses crises de possession chez les nonnes des couvents. Celles-ci ont une vie peu exemplaire et s'adonnent au saphisme, au tribadisme (tout comme dans nos couvents du moyen âge). L'arrivée de galants, introduits la nuit, amène des violentes scènes de jalousie avec crises convulsives. Convulsions, grossesses, tout est mis sur le compte des mauvais esprits.

Il est regrettable que nous n'ayons pas de renseignements plus précis sur l'état physique et mental de ces couvents.

Il ne résulte pas moins de tout ce qui précède qu'au Japon,

____

(1) Regnault : La Sorcellerie. (Thèse, Bordeaux.)

à côté des vraies possédées, il faut placer les simulatrices.

c) CHEZ QUELQUES PEUPLES DE MOINDRE IMPORTANCE :

CAMBODGE : M. Adhémar Leclère nous donne quelques renseignements intéressants sur la démonomanie au Cambodge.

« Les arac ou démons sont plus terribles encore que les Khmoch (revenants), car leur puissance est supérieure. Ils peuvent prendre possession du corps et jeter la mort et la folie dans toute une famille. Alors, pour les chasser, il faut avoir recours au sorcier, prononcer les sné magiques qui les éloinent. Le possédé par un démon, par un arac, est, par extension, nommé arac au Cambodge, parce que, me dit un lettré, l'homme chez lequel un arac a pénétré ne s'appartient plus. Il obéit à l'arac qu'il a dans le ventre. Il a le corps du démon. Quelquefois, l'esprit mauvais, pour mieux posséder le corps, pour mieux se l'asservir, en a chassé l'âme.

J'ai vu plusieurs possédés depuis que je suis au Cambodge; ils sont agités de mouvements frénétiques, parlent sans suite, ou bien se taisent et font comprendre par des signes qu'ils ne peuvent parler. J'en ai vu un qui se tordait par terre en gémissant. Ce sont des hystériques, mais des hystériques dangereux, comme nos possédés des XVIe et XVIIe siècles, car, dans leur frénésie, dans leur conviction qu'ils sont possédés du démon, hantés par leur pensée qu'ils sont victimes d'un sort jeté par un sorcier, par une sorcière, ils lancent des imprécations terribles, accusent celle-ci ou celle-là de les avoir ensorcelés, et ces accusations sont souvent écoutées et suivies de violences ou d'arrestations. »

Nous signalerons, en outre, dans quelques pays, la persistance des idées démonomaniaques dans les croyances populaires.

Le « latawiec » chez les Polonais n'est autre que l'incube. Cette croyance existe un peu partout (1).

(1) VISLA (C.-F.), 1893, p. 181, d'après J. RÉVILLE.

Certains auteurs notent des cas de démonomanie à Madagascar. Mais d'après le docteur Andrianjsfy, dans sa thèse sur le Ramanenjana (Montpellier, 1902), il n'y aurait ni hallucinations, ni dédoublement de la personnalité. Il s'agirait d'une forme pernicieuse du paludisme avec manifestations choréiques, influencées par les vagues craintes superstitieuses et la sorcellerie.

Enfin, en *Birmanie* (1), on rencontre souvent des indigènes atteints d'une folie particulière : ils peuvent avoir un buffle dans le ventre. Sous l'influence de cette conviction, le « pipop » ainsi que l'on nomme en langage laotien le possédé, commet toutes sortes d'extravagances. Les indigènes les relèguent tous dans un même village, à Ban-Kenne. Mais auparavant, on s'assure si le malade est bien « pipop », en recourant à l'épreuve de l'eau. On lui lie les mains et les pieds et on le jette à l'eau; s'il surnage, c'est qu'il est sain d'esprit: s'il roule au fond, on le condamne à la relégation, puis on le repêche.

Ce buffle représente-t-il un esprit mauvais, une divinité qui vient persécuter les indigènes ? Est-ce simplement un cas de zoopathie interne ?

Nous n'avons pu compléter nos renseignements.

De l'étude historique de la démonomanie à travers les religions et les peuples, il nous semble qu'on peut dégager trois ordres de faits dominants:

1° La démonomanie est fréquente aux époques de troubles dans les croyances religieuses;

2° La démonomanie est en relation étroite avec la misère physiologique résultant de souffrances physiques et morales;

3° La démonomanie est une forme de délire nettement contagieuse, lorsque règnent les conditions précédentes. Sans

(1) *Journal de la Santé,* 21 mars 1909, p. 9. Le village des fous.

doute, l'universalité de la démonomanie est démontrée : mais, il ne faut pas oublier que c'est au moment où la foi des populations est moins ardente, et où les esprits n'ont plus la même certitude philosophique, au moment où les misères physiques et morales jettent la terreur sur l'Europe occidentale, qu'on voit survenir la plus terrible des épidémies, qui ait peut-être jamais existé. Les foyers de démonomanie se propagent ensuite par l'effet de cette contagion, qui emporte les foules à certaines périodes critiques de leur évolution. Cette contagion, grâce aux mesures prises, semble, pour le moment, ne devoir pas produire les mêmes effets qu'autrefois. Mais il reste néanmoins les deux premières causes, que nous retrouverons dans l'examen de divers cas isolés de démonomanie à l'Asile.

Nos malades nous présenteront ces mêmes troubles dans leur croyance religieuse, ce même « déséquilibre mental », qui faisait craindre aux populations de l'an 1000 la fin du monde, du genre humain, et les jetaient dans la démonomanie.

En un mot, nos aliénés actuels sont aussi frappés par le doute religieux, par les malheurs physiques et moraux. Et ainsi se trouve mis en évidence le lien qui rattache les phénomènes démoniaques des esprits modernes à ceux observés chez les anciens.

CHAPITRE II

La démonomanie a travers l'histoire de la médecine.

La démonomanie n'est pas spéciale à une nation, à une doctrine religieuse; elle s'étend, comme nous l'avons vu, à travers les peuples et les religions. Avant de l'étudier à l'Asile, il nous a semblé utile de rechercher, dans l'histoire de la médecine, et chez les auteurs de l'époque contemporaine, quelles ont été les opinions des auteurs médicaux au sujet des délires démoniaques.

Mais nous avons tenu à n'utiliser dans ce travail, que des documents d'ordre uniquement médical et scientifique. Or, depuis la chute du monde Grec et Romain, la médecine s'est réfugiée chez les Arabes, qui la transmettent aux peuples de l'Europe occidentale. Pendant cette immense période, la médecine n'existe pas en tant que science et art, pour les peuples chrétiens. Noyée dans des superstitions multiples, envahie par le mysticisme religieux, elle ne constitue rien de scientifique et d'objectif; de même, au point de vue pratique, elle est entre les mains des rebouteurs, des empiriques, mais nulle part elle n'est sous une forme de technique précise. Par suite, dans toute cette période, qui va de l'avènement du christianisme, depuis la chute du monde romain, jusqu'à l'époque où les peuples d'Occident retrouvent dans les manuscrits, conservés par les Arabes, les travaux du monde médical hellénique (Hippocrate) et du monde médical romain (Galien), les documents conservés sont d'ordre purement religieux, purement mystiques, envahis par la superstition et la scholastique. Ils ne conservent aucun des caractères qui pourraient nous les faire considérer comme ayant quelque valeur au point de vue médical. Ainsi s'explique l'hiatus considérable que nous sommes obligé de laisser vide entre l'Ecole Arabe et le XV⁰ siècle.

C'est pourquoi nous passerons rapidement, à cause de l'insuffisance de renseignements, sur les auteurs grecs, romains et mulsumans.

Quant aux auteurs médicaux de l'Europe occidentale, nous les étudierons en suivant l'ordre chronologique des siècles jusqu'à l'époque contemporaine.

1⁰ *Livres hippocratiques.— Médecins grecs et latins.— Ecole arabe*

Hippocrate (400 avant J.-C.) admet que l'aliénation mentale est due à trois causes principales : la bile, la pituite et le souffle ou les esprits.

Mais il n'étudie pas particulièrement la démonomanie qui n'existait pour ainsi dire pas en Grèce.

Celse (5 ans après J.-C.), n'a consacré à la folie qu'un petit nombre de pages et ne parle pas de possession.

Arétée (81 après J.-C.), *Cœlius Aurelianus* (230 après J.-C.), étudient plusieurs formes d'aliénation mentale dont ils donnent un certain nombre de signes et de symptômes. Ils ne parlent pas de possessions.

Galien (131 après J.-C.), semble avoir peu vu d'aliénés.

La Médecine Arabe, cultivée par Mahomet (622 après J.-C.), s'est peu préoccupée de la médecine mentale.

2⁰ *Auteurs médicaux du XV⁰ au XIX⁰ siècle*

Durant cette période, le diable triomphe. L'idée d'intervention diabolique n'est pas discutée. Aussi la grande majorité des auteurs qui ont traité de la démonomanie, en ont-ils fait une maladie surnaturelle, due à la présence du diable dans le corps.

XVᵉ Siècle

Au XVᵉ siècle, Nider (1) cite un certain nombre de possessions qu'il rapporte à une lésion des facultés de l'entendement.

XVIᵉ Siècle

Au XVIᵉ siècle, parmi les auteurs qui ont soutenu la cause du surnaturalisme nous citerons *Fernel* (1497-1558), *Paracelse* (1490-1541), et *Ambroise Paré* (1517-1590).

Fernel (2) admet l'action des esprits malins sur le corps de l'homme. Il reconnaît que les possédés ressemblent souvent aux maniaques ordinaires, mais ils ont le privilège de lire dans le passé et de deviner les choses les plus secrètes. Il a été témoin, affirme-t-il, d'un cas de délire causé par la présence du diable dans l'organisme.

Paracelse ne peut se débarrasser des idées régnantes à son époque sur l'influence du démon, et ainsi maintient la classe des possédés à côté de celle des aliénés. Les possédés, d'après lui, ont toujours leur pleine raison, tandis que les aliénés, dont le corps n'a pas d'esprit, ne peuvent être pénétrés par le diable et ses démons (d'après Kirschoff). Cependant, il critique dans ses œuvres ceux qui voient des possédés partout et il déclare que le plus souvent il s'agit de délire.

Ambroise Paré adopte les théories des inquisiteurs... « Ceux qui sont possédés des démons, dit-il, parlent la langue tirée hors la bouche, par le ventre, par les parties naturelles; ils parlent divers langages inconnus, font trembler la terre, tonner, esclairer, venter, desracinent et arrachent les arbres, font marcher une montagne d'un lieu à un autre, etc. »

(1) In *Malleus maleficarum*, p. 541, 542, 544, édition de 1604, d'après Calmeil.

(2) Fernelli ; *Opera universa medecina lib.*, 2, ch. 16 (d'après Dupouy).

Il déclare aussi naïvement « que les sorciers ne peuvent guérir les maladies naturelles, ni les médecins les maladies venues par sortilèges » (1). Il rapporte un certain nombre de faits de démonomanie qu'il admet aveuglément, car « les actions de Satan sont super-naturelles et incompréhensibles, passant l'esprit humain... ».

Jean Wier ou Weyer, dit Piscinarius (1515-1588), médecin du duc de Clèves, lutte contre les procès de sorcellerie, tout en admettant l'existence des démons. Il croit au diable, à son influence, il admet la magie et la sorcellerie. Mais à côté des sorciers qui sont coupables, il admet une foule de malheureux, de malades qui sont la proie du « grand prestigiateur». Celui-ci remplit leur esprit, mal affermi, de rêves et d'hallucinations et leur fait croire qu'ils ont commis des crimes dont ils sont absolument innocents. Ainsi, Wier divise la démonomanie en *diablerie passive* (possession-obsession) qui est due à la maladie, et en *diablerie active* (sorciers) qui est un crime, d'où punissable. Parti de cette théorie, Jean Wier a élevé la voix et a lutté avec une telle énergie contre les procès où tous les possédés étaient indistinctement condamnés, que Bodin, l'auteur de la « Démonologie », souhaite le voir brûler. Wier lutte surtout contre les tortures: « Avant tout, disait-il aux juges et aux bourreaux, ne tuez pas, ne torturez pas..... Craignez-vous donc que ces pauvres femmes ne souffrent pas assez, que vous vous ingéniez à les faire souffrir encore ? Ah, si elles paraissent mériter un châtiment, rassurez-vous, leur maladie suffit ». Il ajoutait : « Le devoir des moines est de s'estudier plustot à guérir qu'à faire périr ». Il laisse parler son cœur et sa raison et ainsi prend une place plus élevée dans l'histoire de l'humanité à notre point de vue, que celle d'un

(1) AMBROISE PARÉ : Œuvres, édition Malgaigne. Tome III, p. 55.

Fernel ou d'un Ambroise Paré.

D'autres médecins, dont les œuvres ont eu moins d'éclat, ont soutenu la cause des malheureux possédés; nous citerons Levinius, Lemnius, Ponzinibius, etc... Ce dernier (1) essaye de détruire les pseudo-preuves de possession. Il déclare que la démonolâtrie est une maladie due à une dépravation des sens.

Avant d'étudier l'histoire des médecins au XVII° siècle, citons ce passage de *Rabelais* (1483-1563), où l'illustre docteur de l'Université de Montpellier se moque spirituellement des possessions et des exorcismes de son temps.

Pantagruel est dans l'île de Papefigues et il assiste à une scène d'exorcisme : « En la chapelle entrés et prenant de
» l'eau béniste, apperceusme, dedans le benoistier, un homme
» vestu d'estoles, et tout dedans l'eau caché comme un canard
» au plonge, excepté un peu de nez pour respirer. Autour
» de luy estaient trois prebstres bien rats et tonsurés, lisans
» le grimoyre et conjurans les diables », (Pantagruel, livre IV, chap. XLV.)

XVII° Siècle

Au XVII° siècle, la croyance à la possession reste encore vivace. *Paul Zacchias* (1584-1659), *Baillou* (1538-1616), *Félix Plater* (1536-1641), *Sennert* (1618-1657), étendent et développent l'étude des maladies psychiques, mais ils restent dominés par les superstitions de leur siècle.

Paul Zacchias (2), médecin du pape Innocent X, a laissé un ouvrage remarquable sur des questions médico-légales: dans les divers chapitres, nous avons trouvé certains points qui ont trait aux démoniaques. Nous résumons son opinion sur ce sujet.

---

(1) Franciscus PONZINIBIUS : *de Lamiis, in Thesauro magno juris consultorum*, (t. XV, d'après Calmeil.)

(2) Paul ZACCHIAS : *Quæstionum medico-legalium.*

Zacchias déclare que le démon peut être cause de folie, mais il faut que le terrain soit préparé par l'*humor mélancolicus*. Il définit le démoniaque: *être qui, à la suite d'un état mélancolique, est possédé par le démon*, qui se sert de lui comme d'un objet (L. II, p. 193, n° 13).

Plus loin, il déclare que beaucoup de guérisons s'opèrent d'une manière miraculeuse (p. 350, n° 2). Parmi ces maladies qui relèvent d'une intervention surnaturelle, il compte les lunatiques et l'épilepsie. La différence qu'il établit entre lunatique et épileptique, c'est que les attaques du premier sont plus fortes et s'exacerbent au moment où la lune est en conjonction ou en opposition avec le soleil (L. IV, p. 352, n° 21).

Pour lui, la cause de l'épilepsie et de la maladie lunatique se trouve dans l'humor melancolicus qui, une fois installé dans un organisme, ne peut jamais en être chassé et le détruit, comme on peut l'observer dans le cancer et autres maladies mélancoliques (L. IV, p. 353, n° 23). Or, on a rapproché les lunatiques des démoniaques. Selon lui, *tous les lunatiques* ne sont pas des démoniaques, mais ils *peuvent le devenir par l'œuvre du démon* (L. IV, p. 352, n° 21). C'est pourquoi il accepte cette maxime: le démon se réjouit de l'humeur mélancolique. En effet, ceux qui sont remplis de cette humeur sont timides et disposés à *voir des fantômes*, aussi le *démon les possède plus facilement* (L. IV, p. 353, n°ˢ 31-32).

Le *démoniaque-lunatique* ne peut être guéri par un remède naturel, car les démons sont des substances spirituelles et métaphysiques, et rien de naturel, de corporel, ou de physique ne peut leur être contraire (IV, p. 352, n° 28).

Aussi demande-t-il pour les lunatiques et les épileptiques les cérémonies et les prières de l'Eglise, car, grâce à elles, les remèdes naturels acquièrent une vertu surnaturelle.

A propos de la torture (si souvent employée dans les procès démoniaques), Zacchias se déclare partisan de l'intervention de la question et de la torture pour arriver à la vérité. Si le juge laisse périr le coupable par sa négligence au cours de la torture, il est imputable d'homicide (L. VI, p. 534, n° 2). Cependant il est adversaire de la torture pour les impubères, les gestantes, les femmes qui allaitent et les malades.

Plater Félix, élève en 1554 et 1555 de l'Ecole de Montpellier, cherche à distinguer la folie ordinaire de la folie démoniaque, et donne à cette dernière la faculté de prédire l'avenir. Les possédés peuvent, en outre, parler des langues qu'ils n'avaient point apprises. Il cite des cas où pendant les convulsions, les contorsions avaient lieu beaucoup au-dessus des articulations. Les exorcismes, dit-il, peuvent seuls venir en aide aux possédés (1).

Sennert (1618-1637) admet dans certains cas l'influence des causes surnaturelles.

Willis (1622-1675) étudie la manie, la mélancolie, la stupidité. Il insiste sur l'influence de l'hérédité, des causes morales; mais plus loin, par une contradiction qui étonne, il admet l'influence des esprits. L'âme peut s'éclipser, et les démons, s'insinuant à sa place, peuvent se substituer à elle, au moins dans certaines limites.

XVIIIᵉ Siècle

Au XVIIIᵉ siècle, les travaux qui traitent de la démonomanie sont plus nombreux et plus importants, et la nature maladive de celle-ci est de plus en plus reconnue.

Boissier de Sauvages (1706-1767) étudie assez longuement la démonomanie. Selon sa définition, « la démonomanie est un délire mélancolique, qu'on attribue *ordinairement* à un pouvoir diabolique ».

Le savant professeur de l'Ecole de Montpellier divise la

---

(1) F. PLATERI : *In meniis alienatione observationes*, lib. 1ᶜʳ, Basileœ, 1641. Praxeo: médicœ, édit., in-4°, Basileœ, 1736 (d'après Marcé. Trait. mal. ment.).

démonomanie en de nombreux groupes; nous signalerons seulement la *démonomanie des sorciers* (dœmonomania sagarum) la *démonomanie* (vampirismus), la *démonomanie feinte* (Coribantisme de l'encyclopédie, t. III), la démonomanie causée par des vers (*demonomania a vernubes*); enfin, les démonomanies fanatique, hystérique, indienne, polonaise.....

... Mais comme tout auteur de l'époque, il est obligé de sacrifier aux idées de son temps, et il ajoute: « Nous ne doutons pas que, par la permission de Dieu, il n'y ait eu *autrefois* des possédés, mais nous pensons, avec saint Anastase, que les spectres ont cessé depuis que le Verbe de Dieu a paru sur la terre, et nous croyons que les pythonisses, les sorciers, les magiciens et les imposteurs ont des maladies dont les causes sont *physiques;* qu'ils ont été trompés, ou ne sont que des imposteurs, dont les prestiges n'en imposent qu'à des gens peu instruits » (p. 742).

M. de Saint-André (1), médecin ordinaire de Louis XV, a donné l'explication suivante de l'incubisme.

« L'incube est le plus souvent une chimère, qui n'a pour fondement que le rêve, l'imagination blessée, et très souvent l'imagination des femmes... L'artifice n'a pas moins de part à l'histoire des incubes. Une femme, une fille, une dévote de nom, etc., débauchée, qui affecte de paraître vertueuse pour cacher son crime, fait passer son amant pour un esprit incube qui l'obsède. Il en est des esprits succubes comme des incubes... »

Barthez (1734-1806) (1) nie non seulement les causes surnaturelles dans la démonomanie, mais encore recherche des causes naturelles à tous les symptômes hystériques. Ainsi il explique la marque du diable, l'insensibilité, par l'effet des

---

(1) M. DE SAINT-ANDRÉ : Lettres au sujet de la magie, des maléfices et des sorciers. Paris, 1725.

(1) MICHEA : De la sorcellerie et de la possession démoniaque... In Revue contemporaine 15 février 1862, p. 547.

tortures, qui tenait à un état d'épuisement des forces sensitives produit par l'excès de la douleur physique.

Il ne faisait, du reste, que suivre la tradition de l'Université de Montpellier. Celle-ci, consultée par des membres instruits du clergé sur les signes de la prétendue possession qui éclata à Nimes, peu après celle des religieuses de Loudun, déclara qu'il fallait rejeter d'une manière absolue l'existence des maladies surnaturelles. Les professeurs furent unanimes pour mettre en doute la réalité des signes de possession. C'est ainsi que pour expliquer l'insensibilité à la douleur de certaines possédées, ils invoquèrent l'empire de la force d'âme dont les anciens avaient laissé tant d'exemples.

En revanche, *Frédéric Hoffmann* admettait les maladies démoniaques, dont il décrivait les symptômes (1). C'est ainsi que Boissier de Sauvages rappelle que celui-ci, et d'autres auteurs allemands, d'accord avec la populace française, disent: « qu'il y a des magiciens, et des sorciers » qui, vraiment obsédés et *possédés du diable*, font des miracles à son instigation » (2).

3° *Auteurs médicaux contemporains*

XIX° et XX° SIÈCLES

La majorité des auteurs de cette époque ne font plus de la démonomanie une maladie surnaturelle et essayent de la faire entrer dans tel ou tel groupe d'aliénation mentale.

Ph. Pinel (1755-1826) admet la folie religieuse, mais il n'insiste pas sur la démonomanie.

Georget (1820) ne fait que signaler les cas de démonomanie, qui eurent lieu au moyen âge en Europe. Il crée un groupe de monomanies religieuses.

(1) Frédéric HOFFMANN : *De potentia diaboli in corpora*. (Opera omnia, t. V, p. 94 à 103), d'après Michéa.

(2) BOISSIER de SAUVAGES : Nosologie méthodique. Paris, 1771, t. II, p. 741-742.

Leuret (1834), dans ses « Fragments psychologiques sur la folie », fait une étude des incubes, et un chapitre intitulé « terreur de la damnation ». Il signale quelques particularités dans la démonomanie.

Esquirol (1838) fait de la démonomanie une variété de la mélancolie religieuse. Il divise celle-ci: 1° en théomanie, 2° en *cacodémanie*, ou possédés du démon. Dans ce dernier groupe, il fait entrer la *damnomanie* ou terreur de la damnation. Pour lui, la démonomanie est une entité morbide, une monomanie.

Ellis (1840) signale la fréquence des folies religieuses en Angleterre. Le catholicisme fournirait moins de fous religieux que le protestantisme, parce que celui-ci tolère le libre examen de la religion, le catholicisme n'admet aucune discussion. Il donne une grande importance étiologique à l'opinion personnelle des ministres du culte, et aux méditations religieuses. Il cite deux observations de démonopathie.

Marc (1840) fait de la démonomanie une monomanie. « La monomanie qui résulte d'idées relatives à l'action malfaisante d'esprits infernaux, est la démonomanie, ou comme j'ai proposé de l'appeler *monomanie démoniaque* ».

Maurice Macario publie en 1843 toute une étude clinique sur la démonomanie. Cet auteur en fait une entité morbide. Il la divise en :

1° démonomanie externe;
2° démonomanie interne;
3° succubes et incubes;
4° damnomanie.

La démonomanie externe se trouverait surtout chez l'hystérique; il y a prédominance de la perversion des sentiments affectifs.

La démonomanie interne se trouverait chez les hypochondriaques et aurait pour base une lésion de la sensibilité interne.

Les succubes et les incubes sont des malades atteints d'hallucinations de la sensibilité génitale.

La damnomanie serait due à une perversion de la sensibilité et des sentiments affectifs.

L'auteur en étudie les causes, et signale à l'anatomie pathologique des lésions des organes abdominaux, surtout du foie. Il indique la méthode perturbatrice d'Archambault comme moyen de traitement.

Calmeil (1845), dans ses deux livres sur la folie, fait une description très documentée des grandes épidémies de délire démoniaque, du XVe au XIXe siècle.

Il distingue la démonolâtrie, variété de monomanie, qui fait dire à ceux qui en sont atteints qu'ils ont choisi pour maître le dieu de l'enfer, de la démonopathie qui se compose des possédés et de ceux qui haïssent Dieu. Il déclare que la démonopathie unie à l'hystérie était éminemment contagieuse, et il cite les nombreuses épidémies des XVIe et XVIIe siècles. Son livre est rempli de documents précieux sur ces cas de folie hystérique.

Guislain (1852) fait entrer la démonomanie dans la mélancolie religieuse. Il la nomme démonophobie ou monodémonophobie. Il distingue nettement la démonophobie de la démonolâtrie.

« Dans la démonophobie, le malade est sous l'empire d'une frayeur continuelle; son sort futur le préoccupe sans cesse, il exagère outre mesure des fautes réelles ou imaginaires. Dans la démonolâtrie, la maladie a une autre face, le sujet se croit possédé du démon, ou lui voue un culte. Il se livre avec un plaisir satanique aux illusions de son imagination. »

On voit donc que sous le terme de démonolâtrie, l'auteur confond les possédés et les adorateurs du démon.

Michéa (1862) fait un article sur « La sorcellerie et la possession démoniaque dans leurs rapports avec le progrès de la physiologie pathologique ».

L'auteur essaye d'expliquer par la physiologie tous les phénomènes morbides, qui étaient pour les démonologues des signes de sorcellerie ou de possession.

Griesinger (1865) groupe la démonomanie dans le cadre de la mélancolie. C'est la démono-mélancolie. L'auteur signale les différentes formes démoniaques variant avec les croyances superstitieuses, qui règnent à l'époque et dans le milieu où vit le possédé (diables-revenants). Il donne ensuite une théorie pathogénique de ces cas de possession.

Morel (1860) range la démonomanie dans l'hystérie. « C'est dans cette catégorie de malades hystérico-religieuses que l'on observe particulièrement les idées délirantes à propos d'obsessions démoniaques, de succubes et d'incubes. Le terme hyperesthesia psychica sexualis semble particulièrement leur convenir. »

Brierre de Boismont (1866) fait de la démonomanie une variété de la monomanie religieuse. Cette démonomanie peut se compliquer d'érotomanie, et l'on a les incubes et les succubes. Enfin il signale comme variété la zoanthropie, qu'il divise en lycanthropie et vampirisme.

Son traitement se divise en traitement physique (isolement, bains-douches, irrigation continue, datura stramonium) et traitement moral, « révulsion morale de Leuret », ou mieux, traitement mixte (physique et moral).

Dagonet (1876) comprend la démonomanie dans la lypémanie religieuse.

Il admet trois genres de démonomanie : Dans le premier groupe, *démonomanie externe*, les malades ont avec le diable des rapports externes, ils le voient, ils l'entendent. Dans le deuxième groupe, *démonomanie interne*, sont compris les individus possédés, ceux qui sont convaincus d'avoir le diable dans leur corps: il y a lésion de la sensibilité interne. Enfin, le troisième groupe est caractérisé principalement par une sorte d'érotomanie: il comprend ce que l'on a désigné sous le nom *d'incubes* et *succubes*, c'est-à-dire les hommes qui croient avoir un commerce charnel avec le diable : celui-ci prend la forme d'un homme ou d'une femme, suivant le cas.

L'auteur admet un quatrième groupe dans lequel il fait entrer la lycanthropie et le vampirisme.

Krafft-Ebing (1897) classe dans la mélancolie religieuse la plupart des cas de démonomanie : de même, à propos des dégénérescences psychiques (article des paranoïa acquises), il cite quelques cas de possession. Il explique l'origine de la démonomanie par ce fait que l'oppression morale, et l'angoisse, chez un mélancolique dévot par éducation, ne sont pas calmées par la prière, d'où il est convaincu de la perte du salut de son âme. Les troubles névralgiques ou paralgiques viennent donner la preuve que le Malin a pris possession du corps du pécheur. D'autres fois, l'illusion démoniaque naît dès la première apparition d'une sensation (par exemple : boule, paralgie). Des hallucinations viennent fortifier l'idée délirante. La démonomanie se termine ordinairement par un stade de mélancolie religieuse avec résignation douloureuse qui, par la suite, peut prendre le caractère de la mélancolie nostalgique.

J. Séglas (1) (1903)). L'auteur divise les délires religieux en plusieurs groupes. Parmi ceux-ci, il signale la *terreur de la damnation* (Leuret), ou damnomanie (Macario), damnophobie (Guislain), où le malade redoute les supplices de l'autre monde; la *démonopathie*, ou persécution par le démon; la *démonomanie vraie*, ou transformation complète

---

(1) *In* Traité des maladies mentales de Gilbert Ballet, 1903, Paris, p. 263.

en démon; enfin la *démonolâtrie* (sorciers) produite par des sensations particulières. La démonopathie est subdivisée en externe, ou interne, suivant que le démon persécuteur est à l'extérieur (hallucinations visuelles, auditives, olfactives, de la sensibilité générale et génitale) ou qu'il est dans le corps de l'individu (anciens possédés).

L'auteur signale les cas de possession hystérique sans aucun rapport immédiat avec les crises convulsives, et qui sont, soit de nature hystérique, soit un simple symptôme d'une affection mentale, coexistant chez le sujet avec l'hystérie. Il insiste sur le terrain favorable à la contagion que produit l'hystérie.

Nous signalerons une nouvelle école en Allemagne qui, de 1820 à 1850, considérait les maladies psychiques comme des cas de possessions. Heinroth (1773-1843) à Leipsig, Ideler (1795-1860) à Berlin, Léopold à Erlangin (1794-1784), en furent les principaux représentants (d'après Laktin).

Cependant, même en France, parmi les médecins, la croyance en l'intervention du diable persiste, et nous signalerons l'ouvrage de M. le *docteur Hélot* (1897) (*Névroses et Possessions diaboliques*) qui, tout en reconnaissant que la plupart des cas sont dus à la maladie, admet dans d'autres l'intervention du diable.

Les renseignements bibliographiques et documentaires nous amènent à reconnaître que l'idée d'intervention du diable est plus fréquente qu'on ne croit dans toutes les classes de la société. Les cas de démonomanie sont nombreux, mais en général, on les cache, soit par crainte du ridicule, soit par peur de la contagion. C'est ainsi qu'à Montpellier, à l'église des Carmes, eut lieu un exorcisme, il y a quatre ans, mais y assistaient seulement une dizaine de personnes. Et c'est tout à fait indirectement et par un prêtre que ce cas, dont on n'a pas pris l'observation scientifique, a été porté à notre connaissance.

Enfin, les auteurs modernes comme Bonfigli, Débacker, Höfler, Pitres, Trénaunay, Dupain, Hyvert, ont étudié à des points de vue spéciaux la démonomanie.

Depuis quelques années, plusieurs savants ont étudié la démonomanie dans l'art. Signalons Charcot, Bourneville, Meige, Richer, Gilles de la Tourette, Heitz.

En définitive, les médecins, influencés par les tendances générales de leur temps, ne se sont guère occupés de la démonomanie d'une manière scientifique qu'à partir du XIX⁰ siècle.

C'est à cette époque seulement qu'ils se dégagent peu à peu des croyances à la possession, pour arriver à considérer la démonomanie comme une maladie qu'ils cherchent à classer dans une des formes de l'aliénation mentale, tout en essayant de lui fournir une thérapeutique appropriée. Durant les périodes antérieures, ils se sont surtout préoccupés de lutter pour ou contre l'idée d'intervention diabolique. En particulier, les Maîtres montpelliérains ont toujours combattu pour faire admettre la nature maladive de la démonomanie.

DEUXIÈME PARTIE

DÉMONOMANIE A L'ASILE

Les cas de démonomanie, que l'on rencontre encore de nos jours dans les Asiles, sont relativement nombreux: on peut même dire, sans crainte d'exagération, que, si cette forme de délire ne présentait point des difficultés de recherches aussi considérables, on retrouverait dans la société actuelle et dans la vie courante de très nombreux exemples d'aliénés démoniaques à des degrés plus ou moins marqués; mais les troubles intellectuels ne sont pas toujours assez manifestes pour obliger le médecin à l'internement de tels malades: ainsi, dans l'observation rapportée par M. le docteur G. Dumas, et sur laquelle nous reviendrons, l'obsédée démoniaque, Ariane, développe un délire démonomaniaque des plus typiques: toutefois, comme son état intellectuel est encore bon, il ne fut pas possible de l'envoyer suivre un traitement dans un Asile.

Ne pouvant nous occuper de cette catégorie de démonomanes, qui vivent au dehors d'une vie à peu près normale, nous étudierons seulement d'une manière particulière les observations assez nombreuses de démonomanie que nous avons pu recueillir à l'Asile. Il nous a été possible de reconstituer le délire de vingt-cinq malades. Grâce aux leçons cliniques de notre Maître, M. le professeur Mairet; aux observations prises par MM. les Médecins adjoints, Chefs de clinique et Internes, aux rapports des Infirmiers-majors, qui ont été depuis de nombreuses années soigneusement recueillis, nous avons pu relever le délire démonomaniaque, même chez des malades qui avaient quitté l'Asile au moment de notre entrée à l'internat.

Dans l'exposé des divers délires, nous sommes resté toujours fidèle aux faits établis, aux renseignements indiqués dans les dossiers.Nous avons ainsi constitué des observations qui ne représentent pas un plaidoyer en faveur d'une théorie; elles ont été décrites telles qu'elles nous apparaissaient d'après les éléments du dossier ou l'interrogatoire du malade. Nous avons même respecté le plus souvent les expressions employées par le malade, nous souciant beaucoup plus d'élaborer un travail imprégné de la plus grande vérité clinique, que de faire œuvre littéraire.En outre, un certain nombre d'observations prises dans divers auteurs ont été ajoutées à celles relevées dans notre Asile.

Ce n'est que lorsque nous avons eu ainsi de nombreux documents, que nous nous sommes engagé dans l'étude de la démonomanie telle qu'elle se présente aujourd'hui.

Nous publions les observations dans un chapitre à part, parce que nous considérons qu'elles représentent des faits bien établis, auxquels pourront avoir recours les auteurs qui, après nous, s'occuperont des délires démoniaques, pour confirmer ou infirmer nos déductions et nos conclusions.

Après les avoir réunies, nous les avons étudiées, et nous avons pensé pouvoir les diviser en trois groupes: suivant qu'il s'agit d'un malade poursuivi par la crainte de l'enfer, ou tourmenté par le démon, ou enfin devenu le diable lui-même.

Ces trois grands groupes ne résument pas tous les cas cliniques de délire démoniaque: dans certaines observations, les idées d'obsession ou de possession démoniaques ne viennent que colorer le délire du malade. Il s'agit d'une simple idée délirante au milieu d'un nombre plus ou moins considérable de symptômes divers, constituant une forme d'aliénation mentale bien établie, comme le délire de persécution, par exemple. Nous avons réuni ces quelques observations dans un quatrième groupe.

DAMNOPHOBIE

Observation I

Lypémanie anxieuse

Mme N... Elisabeth, 50 ans, sans profession, née à C. (Hérault), domiciliée à Montpellier, entre le 9 mai 1907.

Antécédents héréditaires : Grands-parents morts âgés, avaient une bonne santé. Les autres membres de la famille se porteraient bien. *Un oncle maternel* est mort à l'Asile.

Antécédents personnels : Pas de maladie antérieure, sauf une crise d'aliénation mentale à l'âge de 20 ans. Le délire était semblable à celui d'aujourd'hui et a duré trois mois. La malade n'est pas alcoolique. Elle a eu trois accouchements faciles. L'aîné de ses enfants est mort quelques jours après sa naissance. Les deux autres se portent bien. Pas de fausse couche.

Histoire de la maladie : Pendant une période de 6 mois, jusqu'en décembre 1906, la malade eut de grosses pertes, qui apparaissaient deux fois par mois. Ces hémorrhagies cessèrent et la malade fut réglée normalement. Mais à partir de ce moment son état mental laissa à désirer.

Mme N... commença par être nerveuse et ne dormait jamais la nuit. Plus tard, elle se plaignit de la tête (7 mars 1907). Elle fut soignée par un médecin de la ville. Le 31 avril 1907, elle se crut « emmasquée » par un de ses oncles, et peut-être même possédée par un démon. Elle voulut se suicider, mais n'osa pas mettre son projet à exécution. Son grand-père, mort depuis longtemps, venait la persécuter. La crainte d'un suicide obligea la famille à l'interner à l'Asile, le 9 mai 1907.

Mme N... se présente à la clinique des maladies mentales avec tous les caractères d'une lypémanie anxieuse. Elle soupire, sanglote, se plaint. Sa physionomie est triste, abattue; son inquiétude est très vive, et l'oblige à se remuer, à aller et venir.

Elle sent quelque chose de lourd à la tête. Elle a mal à l'estomac, elle est oppressée. Elle voudrait qu'on la tue pour mettre un terme à ses souffrances. Elle n'ose pas mettre fin à ses jours, car elle a peur d'être damnée éternellement. A cette neurasthénie aiguë s'ajoutent quelques idées délirantes. D'anciens morts de la famille viennent la faire souffrir. Ils agissent sur ses nerfs, parce qu'ils demandent des prières, comme le lui ont expliqué une dame de .C... et un monsieur de Cou... Elle ne peut savoir comment, par quel moyen elle est « emmasquée ». Elle déclare qu'elle est faible d'esprit, sinon elle n'aurait pas ces idées qu'elle ne se sent pas la force de chasser. Il n'existe aucune hallucination à l'origine de son délire : qu'aucune perversion sensorielle ne vient l'entretenir. La malade n'est pas embrouillée, ni désorientée. Son intelligence est parfaitement conservée. Pas de stigmates d'hystérie.

Restée quelque temps anxieuse et agitée, elle se calme ensuite. C'est alors que son mari demande sa sortie que ne conseille pas le médecin-chef. Mais comme elle n'est pas dangereuse, ce dernier l'autorise à rentrer dans sa famille le 15 juin 1907.

Chez elle, la malade reste calme pendant une période assez longue. Cependant le délire n'avait pas complètement disparu et il reprend de plus belle au mois de janvier 1908. Elle est à ce moment là poursuivie par le démon, pousse des cris toute la nuit, déchire ses vêtements et parle de se suicider. Elle absorbe même une fiole de poison dans cette intention.

On la conduit de nouveau à l'Asile, le 31 janvier 1908.

Mme N... se présente avec la physionomie qu'elle avait lors de son dernier séjour. Elle pousse des gémissements, crie, sanglote, déclare qu'elle a essayé de se tuer parce qu'elle était tourmentée par un esprit malin. Elle ne peut expliquer par quel moyen cet esprit a pu avoir une action sur elle. Elle est absorbée par une pensée qui lui enlève les « facultés de la nature ». « J'ai des sens, dit-elle, et je ne puis m'en servir. J'ai des oreilles pour ne pas entendre, des yeux pour ne pas voir. » Toute sa vie elle a été persécutée par les cachets du docteur X..., son médecin. Elle souffre d'« un mal spirite ». Elle est tourmentée comme en enfer. Elle a des *remords*. Elle entend des voix dans la tête et est obligée de les écouter. Ces voix lui font des reproches. Elle ne se trouve plus comme avant sa maladie, elle est changée, mais ne peut expliquer comment. Ce qu'elle trouve surtout, c'est

qu'elle ne peut se servir des facultés de son corps. Elle paraît avoir
des hallucinations de la vue : elle voit le démon danser devant elle,
sous la forme d'un singe, qui frappe dans ses mains pour se moquer.
Ce démon, elle le voit « en esprit et non en physionomie ». Elle ne peut
le voir réellement sur la terre, ni le toucher. Elle se plaint ensuite de
douleurs dans l'épaule, l'estomac, etc.

La malade reste inquiète, surexcitée les jours suivants, et passe
son temps à pleurer et gémir.

Elle est plus tranquille pendant le mois de mars et se calme presque
complètement. A la faveur de cette amélioration, on peut lui faire préciser les caractères de son délire.

Le 27 mars, à la visite, elle explique qu'elle est possédée, rongée par
le démon. Les esprits lui envoient des idées qui la poursuivent nuit
et jour. Les périodes mauvaises de sa vie reviennent sans cesse dans
son esprit. La moindre pécadille lui parait être un gros péché.

Ce sont les esprits qui l'obligent à crier, à penser, à sentir. Quand
elle court, c'est que les esprits l'y obligent par le moyen de l'électricité. De même, grâce au fluide électrique, ils l'empêchent de dormir
la nuit. Elle n'a pas le démon en elle, dans son corps, mais l'esprit
lui parle par sa pensée à elle. Il ne lui donne pas des apparitions, mais
elle voit « invisiblement, moralement ». Elle nie toute hallucination
du goût et de l'odorat. L'esprit lui fait croire qu'elle est perdue, damnée, qu'elle ira en enfer. Elle explique très nettement qu'elle n'est pas
possédée du démon, mais « *obsédée* par ce mauvais esprit » qui agit
sur ses nerfs et l'oblige à remuer. Par des fluides ou par un autre
moyen, il a pris son esprit.

En un mot la malade se plaint d'avoir une rumination constante
de l'idée démonomaniaque, idée obsédante, occupant tout le champ
de sa conscience. Pour lutter contre cette idée, elle emploie la prière
qui agit mieux que les médicaments, ou bien elle se sert du spiritisme.
Elle est allée, avant son entrée à l'Asile, chez une somnambule de
la ville. Celle-ci a appelé les esprits, et la malade a été soulagée.
Autrefois, Mme N... ne croyait pas au spiritisme, mais sa maladie
l'a obligée à y croire. Elle reconnaît qu'elle est encore incapable de
résister, de lutter contre les mauvais esprits.

Malgré ce, l'amélioration devient manifeste, et à la tranquillité du
corps s'ajoute bientôt celle de l'esprit.

Mme N... s'intéresse à tout, cherche à se distraire, et travaille d'une façon régulière. Ces idées délirantes sont rejetées insensiblement jusqu'à guérison complète.

Le 11 avril 1908, elle reconnaît la fausseté de ses idées délirantes, et est la première à en rire. Mme N... paraît complètement guérie; elle est rendue à son mari.

Depuis lors la malade, qui habite Montpellier, s'occupe de son ménage, soigne son mari malade, et n'a plus d'idées délirantes.

Février 1909.

Observation II

Lypémanie avec hallucinations.

Mlle Y... Delphine, âgée de 42 ans, sans profession, née à B..., entre à l'Asile le 23 janvier 1903.

La malade n'aurait eu aucun antécédent pathologique physique ou mental. Tout ce que l'on peut savoir, c'est qu'elle a toujours été très religieuse. Il n'est pas possible d'avoir des renseignements sur les antécédents héréditaires pour des raisons particulières.

Histoire de la maladie : En novembre 1902, Mlle Delphine eut des gros soucis et des pertes d'argent, qui influèrent probablement sur l'éclosion de son délire. Au début de janvier 1903, la malade devint triste. Elle s'accusa d'avoir mal accompli ses devoirs religieux et craignit d'être damnée. Elle se crut ruinée. Aussi trouvait-elle que la mort était préférable à la vie; elle n'avait pas cependant d'idée de suicide. Ce délire s'accompagnait d'une grande agitation : il fallut lui faire prendre des bains et même employer la camisole de force. Il y eut des paroxysmes d'agitation surtout la nuit. La malade aurait eu quelques illusions, mais pas d'hallucinations.

Le 24 janvier 1903, Mlle Delphine est amenée à la Clinique des maladies mentales. Elle se présente sous l'aspect d'une lypémaniaque avec une forte dépression.

De taille exiguë, le crâne est aplati latéralement, le front est bas, les arcades sourcilières sont saillantes : il y a de l'asymétrie faciale; les oreilles sont mal ourlées; l'état physique laisse à désirer.

La malade raconte facilement son délire.

Au mois de novembre, elle aurait eu deux grandes émotions : un incendie à côté de sa demeure; un vol dans une maison voisine. Vers cette époque, elle se sentit énervée, troublée. Elle eut à surveiller un magasin acheté par ses parents, ce qui la préoccupait beaucoup. Elle se sentait embrouillée. Il lui semblait que les affaires ne marcheraient pas, et que le commerce péricliterait. Un léger accident arrivant à l'un des siens, elle s'imagina qu'il était très grave et qu'il nécessiterait une opération importante. Pour conjurer ce malheur, elle fit une neuvaine et voulut donner aux pauvres la plus grande partie de son bien.

Ces craintes s'accompagnaient d'idées de culpabilité, d'indignité, qui hantaient sa conscience et pesaient lourdement sur son cœur. Une amitié sincère pour des amis de son frère est transformée à ses yeux en une impureté, qu'il faut confesser. Mais il lui est difficile d'exprimer les fautes qui pèsent sur sa conscience, et sa confession lui paraît insuffisante. L'absolution est donc sans valeur. Elle n'a pas mis assez de contrition dans l'aveu de son péché. De là surgit l'idée de damnation et la voilà vouée au feu éternel : elle est en la possession du démon.

Le jour, tout est noir, sombre, immensément triste. La nuit, les préoccupations l'assaillent plus fortes que jamais. Elle ne peut dormir et si elle s'endort, elle rêve d'enfer, de diable.

Tout lui est sujet à interprétation délirante, le moindre bruit extérieur se transforme en cris déchirants de malheureux que l'on brûle, en plaintes vagues d'enfants, d'animaux. Tout l'inquiète et l'angoisse; elle craint la visite du médecin parce qu'il l'examinera, la palpera, parce qu'il la fera mettre toute nue devant les étudiants. Les hallucinations sont très rares. Elle en a eu une seule de la vue : elle a aperçu en plein jour le diable, avec deux grandes cornes, qui ricanait, assis sur le bord de son lit. Il avait une fourche à la main. Enfin elle se plaint d'avoir au gosier une odeur de soufre insupportable.

L'intelligence est parfaitement conservée.

La malade reste ainsi plusieurs jours triste, angoissée. Les personnes qui l'entourent lui racontent sa vie passée. Elle a cru jadis bien faire, et elle a toujours mal fait. C'est à ce moment, 4 février, que M. le professeur Mairet institue un traitement moral. Il lui montre qu'elle a des idées faussess dans la tête. Il lui prouve qu'elle ne peut pas être cause de la damnation de tout le monde, que les malades ne peuvent lire en elle. Mlle Delphine hésite, et déclare, qu'elle veut bien croire avoir eu de fausses idées. Elle reconnaît que les visions qu'elle a se produisent la nuit, alors qu'elle dort, et non pas dans le jour. C'est le sulfonal qu'on lui donne qui lui fait craindre un empoisonnement. Elle a encore des secousses, des oppressions; elle a senti sur elle une main crispée. Cette première séance de suggestion morale produit un certain apaisement; la malade est plus calme les jours suivants. Elle travaille avec plus d'entrain et mange de meilleur appétit.

Mais ses idées tristes, ses scrupules reprennent le dessus, et le 17 février, elle déclare qu'il lui manque la paix du cœur. Elle a des troubles intérieurs avec des crispations, des frissons. Elle a en outre de l'excitation génitale, et la nuit il lui semble commettre de mauvais actes. Elle a vu des personnes qui lui ont parlé tout bas, et qui l'ont embrassée. Elle a toujours de l'angoisse avec idée de damnation. Questionnée au sujet de ses règles, elle dit qu'elle les a eues dernièrement et qu'elle a maintenant des pertes sanguinolentes.

Les jours suivants, elle est surtout préoccupée par les apparitions et les rêves qu'elle fait. Elle a vu la nuit des démons auprès du lit des malades, elle est convaincue qu'ils viennent jusqu'à son lit changer ses vêtements de place. Elle a vu dans le cabinet du médecin son frère sous la forme d'un esprit, car il est mort, on l'a tué; et elle pleure une grande partie de la journée. Elle se plaint en outre d'avoir senti des odeurs très fortes, et d'avoir eu en elle « quelque chose d'extra-ordinaire ». Dans une lettre qu'elle adresse à ses parents, elle développe surtout des idées de culpabilité et d'humilité. Elle a toujours été égoïste; elle a abusé des grâces du bon Dieu. Elle a attiré la malédic-tion de Dieu sur sa famille et sur elle-même. Elle demande qu'on prie et fasse prier pour elle.

Quelques jours après, elle envoie une seconde missive où elle reconnaît qu'on a raison de lutter contre sa dévotion exagérée, qui n'était qu'une parade. « Le châtiment suit le péché, qu'il serve à mon entière conversion », dit-elle. Malgré l'effort qu'elle fait pour obéir aux ordres du médecin, elle est encore dominée par son exaltation religieuse.

Le 11 mars, M. Mairet cherche à réagir encore. Il lui montre les fausses idées qu'elle a sur la religion. La malade ne répond pas. Elle se contente de dire qu'elle entend quelques « voix intérieures, qu'elle a des sensations mauvaises ». Tout l'épouvante, tout lui fait peur. Tout lui représente ce qu'elle a vu ou fait à B..., sous un mauvais jour. Elle persiste à dire qu'elle était une hypocrite et non une fer-vente chrétienne.

De nouveau, après cette conversation, il lui semble aller mieux. Mais elle n'a pas d'énergie, et les rêves, les cauchemars la troublent.

Dans la nuit du 14 au 15, elle est très agitée. Elle se lève pour dire aux autres malades qu'elle empoisonne tout le monde. Puis le matin, elle se montre gaie, contente, déclare qu'elle est guérie, qu'elle ne croit plus être damnée. Cependant lorsqu'on veut lui faire prendre ses cachets, elle redevient triste, inquiète, refuse de les avaler, disant qu'on veut lui faire commettre un sacrilège. Elle redevient après le repas gaie, contente.

Amenée à la Clinique (18 mars), elle déclare qu'elle ne peut se remonter, car elle n'a plus de volonté. Elle est dominée par de mauvaises sensations. Elle ne peut pas lutter. Elle a quelques hallucinations. Elle a vu des hommes noirs, en forme d'oiseaux. Elle entend des sifflements. Elle a des frissons, des crispations. Elle voit une lueur particulière, probablement une lumière électrique. C'est un photographe qu'elle a cru être M. Mairet, et qui absorbe les rayons du soleil et de la lune dans un appareil à l'aide des rayons X ; il les dirige dans les maisons pour voir ce qui s'y passe. L'autre jour elle a vu sur les poteaux télégraphiques quatre ou cinq diables. Elle se plaint de percevoir de mauvais goûts, de mauvaises odeurs. Elle a des sensations dans les organes génitaux. Elle a cru que tous ses parents étaient morts.

Les jours suivants, l'inquiétude, l'angoisse sont extrêmes. Elle est cause de la perte de toute sa famille. Son père est mort à l'Asile, etc. En même temps elle se déshabille, se traîne dans les saletés, ou les ramasse pour les manger. La nuit elle va devant les lits et dit qu'elle voit des démons et des loups. C'est elle qui est la cause que ses parents sont morts, et qu'ils sont en enfer. « Il faut que je meure, dit-elle, parce que je fais trop de victimes.» Pourtant elle n'essaye pas de se suicider.

Elle se calme un peu le 6 avril. Elle ne veut pas croire que c'est la folie qui lui donne toutes ces idées délirantes. Elle déclare que c'est le démon. M. le professeur Mairet essaye d'agir plus énergiquement. Il lui dit, qu'il faut qu'elle guérisse, sinon il lui donnera une douche céphalique.

A la suite de cet entretien, la malade a des périodes de mieux, suivies d'intervalles de délire. Elle redevient alors inquiète, et répète qu'elle est une criminelle, qu'elle a renoncé à Dieu. C'est le diable qui la tient ; elle est en sa possession.

Le traitement moral est de plus en plus énergiquement appliqué. L'amélioration qui s'était dessinée les jours précédents devient de plus en plus marquée. L'appétit, les forces de la malade renaissent. Son esprit redevient normal et Mlle Delphine peut rendre compte de son délire. Elle a eu une surexcitation de l'esprit qui faisait revivre sa vie passée et la lui montrait en mal.

Elle croyait avoir péché par orgueil, par vanité. Elle voyait le « démon en chair et en os, avec une langue rouge ». Elle pensait avoir mérité l'enfer et en avait peur. Elle n'aurait vu le diable qu'une fois à B... Toutes les personnes étaient transformées à ses yeux. Elle croyait les conduire en enfer. Elle avait fait un pacte avec le démon. Celui-ci l'avait possédée, et il lui semblait qu'extérieurement elle devait paraître sous la forme d'un démon. Ses aliments lui paraissaient empoisonnés. Elle avait peur d'être ruinée.

Amenée à préciser le début de son délire démonomaniaque, elle déclare que sa mémoire lui était revenue . Elle avait revu tout ce qu'elle avait fait depuis l'âge de quatre ans. Elle avait eu l'idée que tout ce qu'elle faisait était mal fait. De là était venue à sa pensée l'idée de damnation. Enfin elle s'était crue le démon, avait eu de l'angoisse et des hallucinations.

Au début de son délire, elle ne ressentait plus de pitié, ni de bonté. Rien ne la touchait. Cependant elle avait encore de la conscience.

Malgré la grande amélioration de son état, la malade n'est pas complètement guérie. Elle croit encore s'être donnée au diable, ou plutôt avoir mis son esprit entre les mains du diable. Il lui semble aussi avoir signé un pacte, mais ne se rappelle pas ce qu'il y avait sur le registre.

Le traitement moral aboutit enfin à un parfait résultat. La malade arrive à reprendre tout son calme et peut sortir le 25 avril 1903. Avant son départ, on recherche s'il ne s'agirait pas de crise délirante chez une hystérique. Mais on ne trouve en faveur de la névrose que la diminution des sensibilités pharyngée et conjonctivale (n'a pas pris du Br.k.), ce qui est insuffisant pour porter ce diagnostic ; d'autant plus que la malade nie toute sensation d'étouffement, toute crise de nerfs.

Il y a peut-être eu au dehors une nouvelle poussée, mais les renseignements manquent de précision : en tout cas, la malade serait pour l'instant complètement guérie.

OBSERVATION III

Folie psycho-sensorielle reposant sur un fond lypémaniaque chez une hystérique

Mme D... Emilie, âgée de 31 ans, couturière, née à Ma..... (Haute-Savoie) entre à l'Asile le 5 septembre 1904.

Antécédents héréditaires : Absolument normaux. Il n'y a pas d'aliénés dans la famille.

Antécédents personnels : Quoique bien constituée, elle n'aurait été réglée qu'à l'âge de 17 ans. Le caractère a toujours été vif et irritable. Elle était très nerveuse. Deux enfants sont venus après deux grossesses normales, en excellente santé. Pas de fausse couche.

La malade est d'une religiosité exagérée.

Histoire de la maladie : Dans les premiers jours d'août 1904, la malade devint triste, pensive. Elle abandonna ses occupations journalières. Sa tristesse, disait-elle, avait pour cause des rêves, qu'elle prenait pour la réalité. Ainsi elle supposait que le père de son mari s'était pendu. Ensuite Mme D... se figura qu'elle avait commis des péchés, et que pour les expier, elle serait damnée. Elle craignait que de nombreux malheurs ne vinssent frapper sa famille, ce qui l'attristait beaucoup, et pourtant elle négligeait absolument les siens, ne s'occupait de personne, ne songeait même pas à se nourrir. La malade fit un certain nombre de fugues, se montra méchante envers ses enfants et des voisins : elle dut être internée le 5 septembre 1904.

A la clinique des maladies mentales, Mme D... présente un apeurement intense, et résiste énergiquement aux personnes qui l'amènent. Elle regarde de tous côtés comme si elle craignait qu'on lui fasse du mal. La physionomie est fatiguée, la face est pâle, les pommettes saillantes, les yeux cernés. Interrogée, la malade ne répond d'abord pas et lorsqu'elle arrive à dire quelques mots, on constate qu'elle est complètement égarée. Elle ne sait, ni où elle est, ni depuis quand elle est malade. Elle déclare avoir commis tous les crimes possibles et imaginables. Elle est le déshonneur de sa famille, qu'elle a ruinée. Aussi est-elle damnée. Elle craint à tout moment de voir apparaître le démon. Elle se rend compte qu'elle est dans l'enfer, puisque tout ce qu'elle voit est rouge. Il est difficile de fixer l'attention de la malade à cause de son égarement et de son apeurement. Intellectuellement elle est complètement embrouillée.

Examinée au point de vue physique, elle présente un grand amaigrissement. On constate aussi quelques stigmates *hystériques*. (Zones sous-mammaires et ovariennes douloureuses, hémianesthésie droite, avec anesthésie pharyngée et conjonctivale du même côté.)

Les jours qui suivent son entrée, la malade précise son délire, malgré une agitation intense, et un très grand apeurement. Elle dit qu'elle est une femme corrompue, possédée du diable; s'accuse d'avoir fait beaucoup de péchés. Elle ne se rend pas compte de l'endroit où elle se trouve, et se croit en enfer. Elle déclare qu'elle ne souffre pas assez, car elle ne mérite pas d'être pardonnée. Elle s'accuse de tous les crimes qui ont été commis. : «Je ne suis qu'une femme coupable. dit-elle, je suis en enfer, le démon me tourmente sans cesse. »

Vingt jours après elle refuse de manger, se plaint d'entendre des voix qui lui disent : « Maudite femme, va-t'en en enfer promptement! ». Ce sont les premières perversions de l'ouïe que l'on peut signaler.

Cependant, au mois d'octobre, il semble qu'il y ait une légère amélioration. Elle est plus calme; elle se nourrit plus facilement. Elle avoue qu'elle a eu l'esprit égaré. Lorsqu'on lui demande pourquoi elle croyait être en enfer, et si c'est quelqu'un qui le lui disait, ou si simplement ces idées lui naissaient spontanément dans l'esprit, elle répond : « c'étaient des idées ». Cependant elle dit qu'elle a entendu des voix, et que sa vue n'était pas comme avant sa maladie. Il semble donc bien qu'il y ait eu des hallucinations de l'ouïe et de la vue. Elle songe surtout à rentrer chez elle.

Les jours suivants l'amélioration persiste. Pourtant elle reste triste, pensive, absorbée en elle-même. Ce n'est que lentement que cette tristesse se dissipe. Mme D... reprend le goût du travail. Elle rend difficilement compte de ses anciennes idées délirantes, et se souvient d'avoir été triste, d'avoir eu peur de l'enfer. Elle ne se rappelle plus si elle a vu le démon, ou si elle a eu l'idée du démon. Elle a cru qu'on l'empoisonnerait, mais n'est pas bien sûre d'avoir entendu des voix. Interrogée sur le début de sa maladie, Mme D... raconte qu'elle était à la campagne au commencement du mois d'août avec quelques personnes, elle croyait reconnaître chez elles une certaine malveillance à son égard, très imprécise d'ailleurs. C'est alors qu'elle tomba malade, et fut soignée par M. le Dr G. Elle eut peur, et se crut en enfer. Lorsqu'on lui fait préciser les faits, elle dit qu'elle a eu d'abord peur qu'on lui fasse du mal, sans savoir pourquoi. Puis est venue la peur de l'enfer, et enfin la tristesse avec de l'angoisse. Dans la suite elle a mal débrouillé ses idées, et s'est crue amenée à l'hôpital Suburbain, et non à l'Asile. Elle ne peut expliquer sa maladie. Elle sait seulement qu'elle n'avait plus ses règles depuis quelque temps, et qu'elle était très anémiée. Le peu de tristesse qui lui reste vient de ce qu'elle est éloignée de sa famille. Aussi la rend-on à son mari qui la réclame le 16 novembre 1904, après un séjour de trois mois à l'Asile.

Après une période d'équilibre mental qui a duré deux ans, la malade revient à l'Asile le 14 *septembre* 1906.

Elle est atteinte d'une lypémanie avec stupeur, dans laquelle paraissent dominer des idées délirantes à direction religieuse. Elle refuse à peu près complètement de parler. Elle ne veut pas s'alimenter, ce qui nécessite l'emploi de la sonde œsophagienne.

Au mois d'octobre, l'état de la malade s'améliore. Cependant elle reste triste, absorbée, immobile à la même place. Elle dit qu'elle a peur et croit être en enfer. Les cris des autres malades l'effrayent, elle se précipite vers les infirmières en les suppliant de la garder, car elle a peur. Une nuit (12 octobre), elle se met à pousser des cris épouvantables, tremble de tous ses membres et dit qu'elle voit le diable, l'enfer. Cet état d'anxiété ne dure qu'un quart d'heure, et la malade redevient calme. Elle reste dans le même état jusqu'au 3 novembre 1906. Ce jour-là, subitement elle dit qu'elle est mieux. Elle s'intéresse aux siens, et demande à les rejoindre. Elle déclare qu'au début de sa maladie elle a vu comme une pluie de flocons de neige, qui tombaient sur elle. Elle s'est sentie alors toute changée et troublée. Elle s'est crue damnée, voyait des fantômes et avait constamment peur. Cet apeurement n'a fait qu'augmenter, elle se croyait en enfer, et voyait des démons autour d'elle. La guérison s'accentue les jours suivants et Mme D... sort le 19 novembre 1906.

Nouvelle période d'équilibre mental, qui dure jusqu'au mois d'août 1908. A ce moment, la malade commet quelques folies. Elle enferme ses enfants dans une chambre, sans leur donner à manger. Elle crie, menace tous ceux qui l'approchent. Il faut donc l'enfermer une troisième fois, et elle rentre à l'Asile le 6 août 1908.

Elle est triste, garde un mutisme absolu. A certains moments, elle reste debout, immobile à la même place, et fixe des yeux le même point. A d'autres instants, elle s'agite, change de place, s'assied avec colère, se lève, s'enfuit comme si elle était poursuivie. Ensuite elle comprime son abdomen, on dirait qu'elle souffre. Au bout d'une semaine, elle revient à son état habituel de tristesse et d'absorbement. Interrogée, elle nie tout délire. Elle se rend compte du lieu où elle se trouve. Elle dit qu'elle était fatiguée, qu'elle a eu une crise de nerfs, et que le docteur l'a envoyée à l'Asile pour huit jours. Elle ne peut expliquer sa tristesse. Elle nie toute idée de peur.

Au mois de novembre, peu à peu son état s'améliore. Elle déclare qu'elle va bien; elle se sentait énervée et son estomac refusait toute nourriture ; c'est pour cela qu'elle ne voulait rien prendre. Elle était tourmentée et ennuyée. Elle n'avait pas peur. Elle n'a pas eu d'idée délirante, et nie toute hallucination.

Mme D... sort le 2 décembre 1908.

OBSERVATION IV

Folie psycho-sensuelle revenant par accès

Mlle M..., âgée de 29 ans, entre à l'Asile de Montpellier le 13 janvier 1908.

La religieuse qui l'accompagne nous donne les renseignements suivants : Mlle M... présente une hérédité chargée. Elle a une mère folle à A... Une de ses tantes serait morte aliénée. On ne sait rien sur le reste de sa famille. La jeune fille, élevée au couvent, a toujours été délicate de santé. Ses règles sont irrégulières et provoquent des sensations d'étouffement et de l'agitation.

Le 29 décembre 1907, la malade a présenté une violente crise nerveuse. L'agitation était telle qu'il a fallu la ligotter. Continuellement elle criait et disait des insultes. Elle voyait des fantômes, le ciel, l'enfer. Elle devint plus calme quelques jours après, et on put la détacher. La malade entendit alors la voix de Dieu. Elle refusa de manger, car on voulait l'empoisonner. Elle crut être Dieu et voulait faire mettre tout le monde à genoux. Il y aurait eu quelques vagues idées de suicide.

A son entrée à l'Asile, la malade est relativement calme. Il existe chez elle des signes de dégénérescence très nets. Elle est petite; le thorax déformé présente une bosse scoliotique très marquée. Le crâne est petit, irrégulier, aplati latéralement. Les oreilles sont collées contre la paroi crânienne. La mâchoire inférieure présente du prognathisme.

La malade est très pâle, très amaigrie et anémique au plus haut degré. Elle refuse de répondre et garde un mutisme absolu.

Vers la fin de janvier, la malade va mieux. Elle répond aux questions qu'on lui pose et déclare qu elle a cru être damnée et voir le diable. Elle nie toute autre hallucination.

Quelques jours plus tard, elle reconnaît avoir refusé de manger. Elle s'est crue morte. Elle a vu le diable sous la forme d'une grosse bête, qui a voulu la manger et elle a eu peur. Elle ne peut dire si elle a eu le diable dans le corps. Interrogée sur son état de santé avant sa crise mentale, elle déclare qu'elle jeûnait, faisait carême, ce qui ne profitait pas à son tempérament. Elle travaillait beaucoup. Comme on préparait l'arbre de Noël, il lui fallait faire de nombreuses commissions, et toute la journée elle montait et descendait la montagne pour aller dans le village voisin assez éloigné du couvent. Elle dit que c'est son extrême faiblesse et le délire qui lui ont donné ses idées d'intervention du diable.

Pendant le mois de février et de mars, Mlle M... est absolument normale. M. le Professeur Mairet signe un certificat de sortie, déclarant que la malade a eu une aliénation mentale sous forme de rêve avec hallucinations, se colorant d'idées démonopathiques. Il émet cependant un doute sur la guérison définitive.

En effet, la nuit qui précédait sa sortie (30-31 mars), Mlle M... a une nouvelle crise. Son agitation est extrême et le délire tout à fait incohérent : « Je suis la charité. Je parle de Dieu, mais je ne ferai pas de miracle. Je suis une pauvre misérable damnée ». Dans la journée, elle a quelques instants de calme, et demande pardon des sottises qu'elle a dites. Ses crises reviennent les jours suivants avec quelques intervalles de raison. Les idées démonomaniaques sont moins nettes que dans la première crise. Cependant le 12 avril 1908, la malade se croit possédée du démon et déclare qu'elle a peur. Elle ne présente pas néanmoins la frayeur et l'agitation que l'on trouve chez d'autres démonomanes du service.

Depuis cette époque, la malade passe par des périodes de calme qui alternent avec des moments d'agitation et de délire. Elle refuse alors de manger. Elle a parfois de l'érotomanie avec impulsions masturbatrices. Mais les idées démonomaniaques ont totalement disparu.

Janvier 1909, la malade est calme, raisonnable. Elle déclare ne plus se rappeler ses idées délirantes.

27 février 1909, la malade est calme. Elle nous dit qu'elle ne fait plus de folie, qu'elle pense moins au bon Dieu. Cependant elle reconnait que si elle ne luttait pas, elle serait tracassée par M. P..., son confesseur

Elle nous raconte un incident de sa vie de jeunesse, qui l'a toujours préoccupée. A l'âge de 8 ans, elle aurait perdu sa virginité avec un gamin de 5 ans, fils du meunier. Elle explique que, dans le bois voisin, ils auraient fait de mauvaises choses.. Plus tard, à A..., voyant que sa mère était folle et son père alcoolique, elle avait pensé que puisqu'elle était bossue et qu'elle n'avait pas d'avenir, elle devait prendre son plaisir où elle pouvait. Elle s'était donc mise à faire de mauvaises manières. Cependant elle déplora ensuite sa conduite et demanda à aller au couvent. Dans l'établissement religieux, elle perdit ses mauvaises habitudes, mais conserva beaucoup de remords. A chaque confession, elle se repentait d'avoir commis le péché d'indécence. Elle avait entendu raconter l'histoire d'une religieuse qui avait été damnée éternellement pour péché d'impureté. Elle avait lu l'histoire de la bienheureuse Françoise Romaine qui voyait des démons, et qui avait été délivrée par l'intervention de magiciennes ou devineresses. Toutes ces histoires avaient frappé son cerveau et elle attribuait à la possession démoniaque l'agitation de sa mère qui, devenue folle, se levait la nuit, déplaçait les meubles. Le mariage de sa sœur avec un protestant n'avait fait qu'exalter ses soucis religieux. Elle supposait que pour donner une religion aux enfants de sa sœur il y aurait discussion et désunion dans le ménage.

Mlle M... a déclaré qu'elle a toujours été scrupuleuse, qu'elle avait peur de mal faire, et que son péché d'impureté avait toujours pesé sur sa conscience; qu'elle avait perpétuellement des remords et qu'elle travaillait pour expier et arriver au pardon.

Au moment où elle tomba malade, toutes ces idées furent exaltées et Mlle M... se crut damnée. De cela elle a gardé nettement le souvenir et aussi l'impression d'avoir senti du soufre, d'en avoir vomi et de s'être trouvée dans une bête qui paralysait ses membres. Elle se rappelle qu'elle a eu une grande agitation, qu'elle disait des sottises aux religieuses. Mais elle ne se souvient pas d'avoir vu le diable.

Mai 1909, la malade est toujours à l'Asile. Elle est à l'infirmerie et son état physique est assez alarmant.

Observation V

Lypémanie avec quelques idées de persécution et quelques perversions
sensorielles de l'ouïe.

Mme veuve B... Marianne, 69 ans, matelassière, née et domiciliée
à C... (Hérault), entre d'office le 17 mars 1905.

Histoire de la maladie : Vers le milieu du mois de février, Mme B...
fut atteinte d'une légère grippe. Un jour elle envoya chercher le curé
par une voisine. Elle se confessa et voulut communier. Le vicaire,
qui ne la trouvait pas très malade, lui dit qu'il n'y avait pas urgence.
Alors Mme B... déclara qu'elle était damnée, qu'elle voyait la cour
toute rouge. Elle aurait eu, d'après le certificat médical, un délire de
persécution avec idées de suicide.

Evolution : Entrée le 17 mars 1905, la malade se présente avec une
physionomie qui exprime la tristesse. L'expression est peu intelligente, elle regarde autour d'elle d'un air méfiant avec parfois de
petits soubresauts. Elle répond d'une voix faible, traînante. Elle déclare
qu'elle a peur, qu'on veut lui faire du mal. Elle se plaint de l'estomac.
Elle s'accuse d'avoir fait de mauvaises communions, parce qu'elle a
caché quelque chose à son confesseur. Elle a dit du mal des autres.
Mais Dieu lui pardonnera, il est si bon. Elle s'imagine qu'on l'injuriait
dans la rue. Il ne paraît pas y avoir d'hallucinations. Elle en aurait eu
au moment de sa grippe; il lui semblait que des voisins pénétraient
dans sa maison et lui faisaient des misères qu'elle ne peut préciser.

A l'hôpital de C... où elle se trouvait, les sœurs et les malades lui
ont reproché sa mauvaise conduite religieuse. C'est ce qui a amené
chez elle les idées de suicide et l'envie de se jeter par la fenêtre.
Il n'y a pas de perversions sensorielles nettes, mais interprétations
délirantes. L'intelligence est conservée. Il n'y a pas d'embrouillement
intellectuel. Ce qui domine, c'est un sentiment profond de tristesse et
de peur avec idées délirantes de culpabilité.

Le surlendemain de son entrée, Mme B... répond plus facilement.
Elle est damnée, car elle a fait de mauvaises confessions. Elle n'a pas
d'autres raisons d'être damnée. Les gens lui ont dit qu'elle avait
volé. Si on lui en a voulu, c'est parce qu'elle était damnée. Or cette
idée lui est venue il y a deux mois, en même temps que la grippe. La

fièvre a duré quinze jours et c'est surtout à ce moment qu'elle a craint d'être damnée. Cette pensée la rend triste, pensive. Cependant elle ne croit pas avoir fait de péchés assez graves pour être damnée, mais sa conscience lui reproche certaines choses. Pendant sa maladie, elle a eu peur de mourir, d'être damnée, et c'est lorsqu'elle le disait à sa belle-fille et à ses voisins, que ceux-ci l'injuriaient, lui disaient des grossiéretés. La malade ne croit pas que ce soit la maladie qui lui ait donné ces illusions. Elle nie toute hallucination.

Bientôt la peur et la tristesse s'atténuent, puis disparaissent et, avec elles, toute idée de damnation. La malade paraît guérie. Elle sort, le 20 avril 1905. Il n'y a pas d'autres renseignements sur la malade. Comme antécédents héréditaires, elle a déclaré que son frère a, lui aussi, été aliéné.

OBSERVATION VI

Lypémanie — Idées obsédantes de culpabilité

Mlle M... Joséphine, 28 ans, laitière, née à Thures (Italie), domiciliée à C... (Hérault), entre le 10 février 1906.

Antécédents héréditaires : Rien d'important à signaler du *côté paternel.* Le grand-père est mort de pneumonie à 74 ans. Le père se porte bien. Il y a deux sœurs qui jouissent d'une bonne santé. Un frère est hémiplégique, et un *oncle* a été interné à l'Asile il y a 5 ans.

Du *côté maternel*, les grands-parents se portaient bien. La mère a eu la fièvre typhoïde sans symptôme cérébral, mais avec amnésie post-typhique qui n'a pas persisté. Un *oncle* maternel a été aliéné misanthrope, mais n'a pas été enfermé.

Collatéraux : Elle a eu onze frères ou sœurs : l'un d'eux est mort au moment de la fièvre typhoïde de sa mère, qui l'allaitait ; un deuxième à la suite d'athrepsie ; un troisième est mort-né. Les huit autres sont vivants et se portent bien.

Antécédents personnels : La malade, à l'âge de 16 ans, devint anémique ; elle eut en même temps de l'agitation cérébrale analogue à la crise actuelle. Elle a été élevée chez les religieuses de Bo..... Très nerveuse de tempérament, elle suivait très ponctuellement les exercices religieux et se faisait remarquer par sa dévotion. La malade sait lire et écrire.

Histoire de la maladie : Vers le mois de septembre 1905, la famille s'aperçut que Mlle M... présentait un tremblement à vibrations modérées. Elle ne voulait manger que de la soupe et refusait tous autres aliments, disant qu'elle n'avait plus faim. Elle perdit peu à peu tout appétit. Jour et nuit elle lisait des livres religieux. Tous les deux ou trois jours, elle allait se confesser et communier. Elle ne voulait pas expliquer pourquoi elle agissait ainsi et se contentait de se frapper la poitrine à grands coups de poings. Elle tenta deux fois de se suicider; la première, elle avala de l'acide chlorhydrique; la seconde, elle tenta de se jeter dans le canal. Elle déclara qu'elle voulait la mort parce qu'elle était damnée. Elle n'aurait eu ni hallucination, ni illusion.

Internée le 10 *février* 1906, à la suite de ces deux tentatives de suicide, Mlle M... se présente dans un état d'inquiétude marquée. Elle va, vient, son mouchoir à la main. Elle gémit, sanglote. Pendant l'interrogatoire, l'expression varie, la malade sourit parfois. Elle répond avec gêne, comme si elle se méfiait; elle déclare qu'elle ne veut pas se confesser. Elle finit pourtant par expliquer son délire. Mlle M... a surtout un sentiment de peur. Elle craint le jugement de Dieu. Cette crainte s'est manifestée une première fois il y a dix ans et persista trois mois; elle reparaît avec beaucoup plus d'intensité au mois de novembre dernier. Cette peur est continue, avec des paroxysmes surtout nocturnes. Il semble qu'il s'agisse d'une idée obsédante. Pendant qu'on l'examine, elle paraît se troubler, déclare que c'est l'idée du jugement de Dieu qui vient d'envahir son esprit. Elle s'efforce de chasser cette obsession qui ne lui laisse aucun repos, ni jour, ni nuit; on est obligé de la veiller pour l'empêcher de se donner de grands coups de poings dans la poitrine. La malade ne donne pas d'autres détails sur son délire. Elle se plaint d'être anémique, d'avoir de la faiblesse, mais n'a aucune maladie particulière. Comme hallucination, elle a quelques vagues bruits inarticulés dans les oreilles, et un goût de soufre dans la bouche. Il y a un certain embrouillement intellectuel. Elle sait qu'elle est chez les fous, mais ne peut dire depuis quand; ignore son âge et la date de l'année, se croit en 1896 ou 1897 et finit par trouver qu'on est en 1906. Elle fait des calculs exacts, et nomme les mois de l'année à l'envers. La recherche des stigmates hystériques ne donne rien.

Cependant au milieu des malades elle parle plus facilement, et prononce des paroles qui indiquent le caractère démonomaniaque de son délire. Elle est inquiète, surexcitée, angoissée. Elle s'écrie : « Que je suis malheureuse, je suis la cause que tout le monde souffre. Je suis perdue, je suis damnée, et je sens d'un moment à l'autre, que je vais tomber en enfer. J'ai peur des malheurs qui vont m'arriver, je suis damnée ». Elle s'accuse d'avoir une mauvaise conduite, de se révolter contre Dieu. Elle est si malheureuse, qu'elle déclare préférer la mort ; aussi se frappe-t-elle à coups de poings et se précipite-t-elle la tête la première contre les murs. De temps à autre, elle refuse de manger, et il faut employer la sonde œsophagienne. Parfois la nuit elle se réveille en sursaut et crie « J'ai peur ! ».

Au mois d'avril, elle devient un peu moins agitée, et accepte de manger, mais ne veut pas répondre aux questions qu'on lui pose. On peut la faire sortir à la campagne, ce qui la distrait.

L'amélioration s'accentue et le 9 mai 1906, elle est en état de raconter tout son délire.

Elle va bien maintenant, mais ses idées du passé lui reviennent. Elle a alors peur du jugement dernier : elle craint d'être damnée, a des scrupules. Elle va à la messe et s'imagine qu'elle n'en est pas digne. Elle sent que plus elle va, plus elle commet des fautes. Chaque fois qu'elle pense au mal, elle croit commettre une faute, et l'idée de l'enfer, avec le diable surgit à son esprit. Mais elle n'a jamais vu le diable : elle le voit en imagination. Elle a refusé de manger pour mourir plutôt, car elle croyait porter malheur aux autres, chaque fois qu'elle prononçait des paroles de l'Evangile. Elle se frappait la poitrine pour chasser ces pensées.

La malade dit que le fond de son esprit était la tristesse et la peur. Maintenant elle n'a plus ni l'une ni l'autre, mais lorsqu'elle reste seule, l'angoisse lui revient, angoisse due à ses anciennes pensées ; si elle s'y arrête, elle reprend peur et tout revient. Lorsqu'on lui dit de préciser le sentiment qui dominait au début, elle déclare que c'est la tristesse, une tristesse continuelle. Elle se « montait la tête », se disait qu'il fallait faire des choses impossibles pour se sauver. Elle s'exagérait les fautes commises. Elle ne mangeait pas beaucoup, c'est à ce moment que la peur d'être damnée lui est venue.

M. le Professeur Mairet résume ainsi l'état de la malade : « La maladie a débuté par l'idée qu'elle commettait des péchés dans le courant de la journée ; elle reprenait sa vie passée, les fautes qu'elle avait commises et par conséquent elle pouvait être damnée. Ces idées s'imposaient à son esprit. Alors, nous dit-elle, elle n'était pas triste, mais elle avait déjà la crainte, la peur de la damnation; plus tard la tristesse est arrivée. La crainte et la peur ont augmenté encore et sous leur influence Mlle M... Joséphine commit les actes qui sont dans les rapports. Cette maladie était purement psychique, sans perversions sensorielles. C'était l'imagination qui faisait le tout. Puis le calme est survenu. Mlle M... a repris la vie courante, mais à certains moments son imagination retravaille, soit par le souvenir, soit par quelque chose qu'elle voit à l'extérieur, et alors la crainte et la peur entrent de nouveau en vibration, mais il n'y a plus de tristesse ».

Ces idées finissent par être complètement rejetées, et le 31 mai 1906, Mlle M... Joséphine peut sortir de l'Asile.

Observation VII (1)

De Leuret (abrégée)

Geneviève est née de parents honnêtes qui l'ont toujours beaucoup aimée et dont elle était l'orgueil. Elle a aujourd'hui 41 ans; quoique sage et belle, on ne l'a pas mariée : elle était heureuse avec son père et sa mère, elle n'avait pas l'idée d'un bonheur plus grand que celui dont elle jouissait.

Il y a bientôt trois ans, ayant encore, pour me servir de ses expressions, toute la pureté de l'enfant qui vient de naître, elle fit la connaissance d'une femme qui l'initia à de fâcheux secrets, échauffa son imagination, et lui donna des conseils, qu'elle n'a que trop suivis... A la faute d'un jour ont succédé deux ans de remords; ces remords l'ont rendue folle. Depuis qu'elle avait cessé d'être pure, elle pleurait et priait sans jamais être consolée, elle se sentait brûlante, son « âme était comme dans un brasier ». Souvent « ça » lui disait : « Tu es possédée, tu ne mourras plus ». Maintenant son œil est sec, son cœur ne sent plus; elle est *damnée*, elle est immortelle. Elle va à travers les rues de l'hospice, lente, incertaine de sa marche, le teint hâve, la figure exprimant plus encore l'hébétude que la souffrance...

« Je voudrais aimer mes parents, dit-elle, que je ne le pourrais plus. Vous croirez peut-être qu'ils m'ont rendue malheureuse, non, ils fai-

(1) Leuret, p. 407. Lire la folie.

saient tout pour moi : je n'ai *plus de cœur*. Dans ma vie mortelle, ma langue parlait comme mon cœur; maintenant ce n'est plus que ma langue qui parle »...

L'auteur signale en note une amélioration notable dans l'état physique et mental de la malade, qui fait entrevoir la guérison à assez brève échéance.

OBSERVATION VIII

Folie psycho-sensorielle avec hallucinations de l'ouïe et quelques idées de lypémanie à direction d'auto-accusation

Mlle P..., âgée de 26 ans, entre à l'Asile le 14 août 1901. Les renseignements fournis par sa mère font admettre une hérédité, surtout arthritique, avec alcoolisme. Un de ses frères est nerveux, irritable et triste; l'autre a une mauvaise santé. La malade a commencé de délirer au mois de décembre 1900. Ce délire persiste sans changements depuis lors. Avant le début de la crise, la malade avait été surmenée physiquement et moralement. Pendant plus de quatre mois elle avait soigné avec dévouement, son père cloué au lit par des rhumatismes. Elle avait de la leucorrhée et s'alimentait mal, ce qui l'avait beaucoup affaiblie. Ses règles étaient supprimées.

A l'occasion de la Noël, la malade alla entendre un sermon sur le châtiment et la pénitence. Les paroles du prêtre la frappèrent fortement, elle rentra chez elle toute bouleversée. Elle déclara à sa mère qu'il lui fallait faire pénitence pour ne pas être damnée. Une nuit elle l'appela à grands cris, car elle voyait le diable. Une autre fois se furent des serpents qui venaient la mordre.

A l'Asile, la malade est calme. C'est une dégénérée : petite de taille, son crâne est peu développé, ses oreilles sont mal ourlées, les lobules adhérents. Mlle P... nie toute hallucination et toute idée délirante. Elle avoue cependant qu'elle pense à un jeune homme : c'est son fiancé, bien qu'elle ne lui ait jamais parlé. Elle entend des petites voix dans les oreilles, c'est son fiancé qui lui parle. Elle a vu des lézards. Elle a aperçu le diable avec des cornes : il était sur du papier. Il serait entré dans la chambre par la porte, en même temps que ses deux frères. Elle aurait aussi vu le diable dans les foires.

Pendant tout son interrogatoire, la malade paraît préoccupée, ne peut tenir en place.

Depuis son entrée à l'Asile, la malade est restée dans le même état. Elle est agitée, surexcitée, avec hallucinations psycho-sensorielles. Les idées démonomaniaques ont disparu. La démence est presque complète.

Février 1909.

OBSERVATION IX

Folie névrose caractérisée par un délire religieux, des idées de persécution avec hallucinations de l'ouïe et de la sensibilité viscérale

Mlle S... Marie, âgée de 48 ans, née à E... (Aveyron), domiciliée à Montpellier, entre le 18 août 1897.

L'hérédité et les antécédents personnels manquent au dossier. La malade déclare qu'elle n'a connu ni son père, ni sa mère. Elle a eu, d'après le certificat d'entrée, des crises nerveuses hystériformes pendant quinze jours, mais sans qu'il y ait jamais eu perte de connaissance. Dans sa vie, elle n'a eu qu'une fluxion de poitrine. La malade est triste et paraît préoccupée.

Mlle S... Marie s'adonnait depuis longtemps à des pratiques de piété exagérées et faisait des dévotions multiples pour racheter des peccadilles qui datent de très longtemps.

Elle voulait ainsi racheter les âmes damnées et en possession du démon. Elle souffre surtout depuis 7 ou 8 mois, mais déjà quelque temps auparavant, la vue de certaines personnes la troublait. La malade n'a pas un instant de repos, ne peut dormir la nuit, et rend malheureuses les personnes qui sont autour d'elle. C'est qu'elle n'a plus de volonté et est en proie à de grands tourments. Le démon en effet la persécute. Il lui donne des douleurs dans le ventre; il la brûle. Il est resté longtemps sur elle dans la nuit. Il y a une dizaine de mois, le mari d'une femme, qui a eu un enfant avant son mariage, a pris la forme du diable et a voulu avoir des rapports sexuels avec elle. Elle n'a jamais vu le diable, mais des formes plus ou moins drôles devant elle. Elle entend des voix qui lui disent qu'elle est une « pute » et toutes sortes d'injures. Parfois elle sent un mauvais goût dans la bouche. Elle explique l'intervention du diable par ce

6

fait qu'elle est pieuse, et qu'elle voulait s'efforcer de devenir une sainte. Elle prie beaucoup pour les pécheurs. Malheureusement, depuis quelque temps, le diable est plus fort qu'elle, et elle ne peut l'éloigner. Le diable lui fait des reproches parce qu'elle prie Dieu pour les pécheurs. Plusieurs démons ont essayé de l'étouffer la nuit. Ils prennent la voix de personnes qu'elle connaît. Ils la persécutent nuit et jour, en elle et sur elle. Ils lui suggèrent de faire des choses mauvaises, car ils veulent qu'elle soit damnée. Ils la poussent même à vouloir empoisonner les gens. Depuis l'âge de 42 ans environ, c'est-à-dire depuis 5 ou 6 ans, ses règles ont disparu. Elle a cru que c'était un homme qui lui avait jeté un sort. Depuis lors, elle fait beaucoup de signes de croix et se prive de manger.

La malade présente une lypémanie intense. Les perversions sensorielles, ou de la sensibilité générale, sont attribuées par elle à la présence du démon. A côté du délire démonomaniaque existe un délire religieux. Elle croit racheter ses fautes et celles des âmes damnées ou possédées du diable.

Deux mois après son entrée, la malade va mieux. Elle est triste, mais dit-elle, c'est son état habituel. Elle dort bien, n'a pas de rêves, ni de cauchemars. Elle croit que c'est la grande faiblesse qui a produit l'excitation qu'elle avait. Elle se privait de manger, pour faire pénitence. Elle n'a pas vu le diable, mais elle l'a senti. Quand il vient, elle le chasse par la présence de Dieu. Elle sent que Dieu est en elle, parce qu'il est partout. Elle ne croit pas être une sainte, elle serait plutôt une pécheresse, mais quand elle pense au bien, c'est l'esprit de Dieu qui la pousse. Elle n'a jamais vu ni Dieu, ni la Sainte Vierge ; elle ne croit plus être damnée.

La malade est revenue à son état antérieur. Elle conserve ses idées religieuses, résultat de son éducation, mais elle n'a plus ni délire, ni perversion sensorielle ; aussi son certificat de sortie est-il signé le 29 octobre 1897, c'est-à-dire trois mois après son entrée.

OBSERVATION X

Lypémanie psychique avec tendances au suicide

Mlle R... Rosalie, 60 ans, épicière, née à P... (Hérault), domiciliée à L..., entre le 13 mars 1891.

Antécédents héréditaires : Les grands-parents paternels sont inconnus. Le père est mort asthmatique à 55 ans. Du côté maternel, les grands-parents sont morts de vieillesse. La mère, morte à 70 ans, avait une bonne santé.

Collatéraux : Plusieurs frères ou sœurs, la plupart morts en bas âge; l'une d'elles, de la fièvre typhoïde. Il lui reste trois sœurs, dont elle est l'aînée. L'une d'elles se porte bien, l'autre a été *enfermée à l'Asile*, d'octobre 1883, à mars 1884. Elle était atteinte de lypémanie avec perversions sensorielles de la vue et de l'ouïe, idées de persécution et de suicide.

Antécédents personnels : Rien de particulier dans son enfance. Pas de maladie grave. La malade était de caractère très doux, intelligente. Elle ne songeait qu'à accomplir des actes de dévotion et passait toutes ses journées à l'église.

Histoire de la maladie : La maladie actuelle débuta, il y a deux mois et demi (janvier 1891) à la suite de la mort d'une de ses sœurs. Rosalie se mit alors à tenir des propos peu convenables. Elle était une prostituée. Elle avait perdu la confiance de Dieu. Elle avait fait un pacte avec le diable. C'est elle qui était la cause de la mort de sa sœur. Elle fera mourir tous les siens. Lucifer a mis le feu à la ville de L... et mettra le feu partout où elle passera. Elle a eu des relations avec le diable, et a été même enceinte de ses œuvres. Tous ceux qui la regardaient ou la touchaient devenaient des damnés, parce qu'elle avait profané des reliques.

Pas d'idées de suicide, bien que parfois elle se donnât des coups de tête au bois du lit. Elle a des moments d'agitation avec paroles abondantes sur le diable et la damnation. Elle refuse alors toute alimentation et frappe les malades qui l'approchent.

Évolution de la maladie : Le 13 *mars* 1891, Mlle R... Rosalie entre à l'Asile.

C'est une malade au front étroit, petit, aplati. Le nez est très fort. La face l'emporte sur le crâne comme dimension. Elle refuse toute alimentation, car ce qu'on lui donne est empoisonné par le diable, qui, déclare-t-elle, lui a tourné la tête, l'a accablée de malédictions, et lui a mis un chat dans le corps. Au mois d'avril, elle accouchera. Autrefois elle aimait à prier, aujourd'hui elle ne peut plus. Il y a un certain affaiblissement de l'intelligence : elle ne sait ni la date du mois, ni celle de l'année; elle ne peut réciter convenablement les mois de l'année. Mais elle compte et calcule encore assez bien.

Mlle R... reste ainsi quelques jours; puis peu à peu accepte de manger : elle se calme, tout en gardant ses mêmes idées délirantes. Ainsi elle a le mauvais esprit dans son appartement. C'est le diable qui l'a mise enceinte d'un chat, bien qu'elle n'ait pas la sensation d'être enceinte. Elle n'a pas vu le diable, mais il lui a parlé. Le diable lui a dit de détruire ses parents et l'Eglise. Elle spécifie très nettement qu'elle n'entendait pas une voix; « c'était sans doute son idée seulement ». Elle a cru faire un pacte avec lui. Il l'a rendu enceinte pour la deuxième fois. Maintenant elle ne voit que des démons. Elle voit tout en noir. La maison a brûlé et elle voit du feu partout. Elle répète toute la journée qu'elle est damnée. La possession devient plus complète avec le temps. C'est ainsi que, le 10 avril 1891, le diable la possède entièrement. Huit fois le démon lui a dit, sans qu'elle l'ait entendu : « tu feras ceci et cela ». Quand elle pense; c'est le diable qui pense; son esprit, c'est l'esprit du diable. Il l'empêche d'uriner, d'aller au cabinet. Il lui donne l'idée d'avoir des rapports avec des hommes. Cette idée est exclusivement psychique, sans troubles particuliers. Elle a pourtant de bonnes idées, qui sont à elle. Le diable ne lui donne que les mauvaises. Elle est désespérée parce que le diable lui a dit : « Tu feras du mal à tes parents. Tu les détruiras. » Il n'y a donc pas disparition complète de sa personnalité.

Ces idées délirantes produisent une certaine agitation et un refus d'alimentation qui persistent pendant tout l'été. Il faut la surveiller attentivement, parce qu'elle se déshabille continuellement et semble avoir des idées de suicide (elle veut qu'on la mette dans une baignoire pour la noyer). La démence augmente insensiblement.

Le 4 octobre, elle trouve qu'elle sent mauvais de la bouche. Elle est pourrie, c'est pour cela qu'elle ne voulait pas manger. Elle débite ces faits, sans y attacher aucune importance; sa physionómie est vague. Elle ne peut dire l'époque où l'on est; ne se souvient pas des mois de l'année, mais connaît encore le nom des personnes qui l'entourent. Tout en parlant, Mlle R..., se déshabille. Son agitation diminue peu à peu et elle reste dans le même état jusqu'au mois de mai 1892.

A ce moment-là, elle a une nouvelle poussée d'agitation. Elle cherche à faire du mal aux autres. Elle croit que ses sœurs sont mortes, elle se figure qu'elle en est la cause. Lorsqu'elle mange, c'est sa sœur qu'elle mange. Elle déclare qu'elle n'est bonne à rien, qu'elle est fatiguée de vivre. Elle veut aller à la douche ou au bain pour se noyer.

Elle n'a pas mal à la tête, mais les oreilles lui sifflent un peu. Elle a devant les yeux des petites poupées qui ont la forme du diable. Le délire de la malade est très restreint. Elle est lente dans ses conceptions, très embrouillée, tombe de plus en plus dans la démence.

Son délire démonomaniaque s'estompe lentement. Au moment de sa sortie, c'est-à-dire le 19 mai 1894, elle ne se rappelle plus depuis quand elle est dans l'Asile, ne sait ni la date, ni les mois de l'année. Elle continue à voir des petites poupées blanches et croit que c'est le diable, mais elle n'aperçoit pas le démon lui-même. Il ne lui donne plus de mauvaises idées. Elle croit ses parents morts. Elle ne sait pas s'ils sont en enfer ou au purgatoire, mais elle sait qu'ils souffrent tous, ce qui la rend très triste. Cette tristesse est augmentée par l'idée qu'elle est toujours damnée.

Depuis sa sortie, sa famille n'a donné aucune nouvelle de la malade.

Observation XI

Lypémanie anxieuse

T... Françoise-Joséphine, 25 ans, née et domiciliée à Lo... (Hérault), entre le 16 septembre 1891.

Antécédents héréditaires. — *Côté paternel :* Grand-père mort d'une hernie, était un peu alcoolique. Grand'mère intelligente, morte d'un cancer du sein à 64 ans. Père, 50 ans, est sujet aux rhumatismes, ne serait ni alcoolique, ni syphilitique.

Côté maternel : Grand-père âgé de 74 ans, alcoolique, s'enivre fréquemment. Grand'mère, 48 ans, nerveuse, souffre de fréquentes migraines; a eu une attaque apoplectiforme, il y a un an, sans paralysie consécutive. Mère, pas de renseignements. *Une tante :* Mlle Elisa C..., est enfermée à l'Asile de Montpellier, depuis 17 ans.

Collatéraux : Deux frères sont bien portants.

Antécédents personnels. — Enfant, Mlle Françoise était intelligente, vive, jouissant d'une excellente santé. A 14 ans, elle eut une fièvre typhoïde très grave avec délire. La convalescence fut longue et dura 6 mois, mais l'intelligence sortit intacte de cette maladie.

Réglée à 14 ans 1/2, les périodes ont toujours été irrégulières. A

20 ans, elle aurait eu une « fièvre gastrique » à la suite d'une contrariété amoureuse. Mais il s'agit en réalité d'après les déclarations ulté-
rieures de la malade d'un empoisonnement par le phosphore. Celle-ci
est restée plusieurs jours sans vouloir parler à personne. Elle ne voulait pas manger et s'agitait sans cesse.

A partir de ce moment, le cerveau de Mlle Françoise a été dérangé;
elle n'était plus la même. Elle était triste, mais il n'y avait pas d'idée
délirante.

Il y a un an, sa mère eut une attaque apoplectiforme en sa présence;
elle en éprouva une grande frayeur. De ce moment, sa maladie est
allée en s'aggravant et Mlle Françoise a commencé alors à parler de
Dieu, de la Sainte Vierge, etc. Elle se mettait à genoux, chantait et
priait toute la journée. Elle n'avait pas de visions de Dieu, ni de la
Vierge, restait toute la journée à l'église et s'y on n'était allé l'y
chercher, elle y aurait passé la nuit entière. En même temps, ou peut-
être quelque temps après (dans les renseignements donnés par le père,
l'époque n'est pas indiquée), la malade a eu des hallucinations démonomaniaques. Elle a vu le diable : elle poussait des cris pour l'éloigner. Elle avait aussi des idées damnophobiques. La malade déclarait que le monde était damné, et qu'elle ne serait jamais sauvée. Elle
demandait à tous ce qu'il fallait faire pour gagner le ciel.

Des accès d'agitation se produisaient parfois. Elle cassait, brisait
tout, particulièrement les objets de toilette, les bijoux dont elle ne
voulait plus. Elle se coupa les cheveux à deux reprises, pour ne plus
être belle. Elle dit avoir brûlé quelque chose et voulu se couper la
langue, pour éviter de dire ce dont il s'agit. Pas d'idées de persécution,
souvent des idées de suicide, car, disait-elle, *elle n'était plus Françoise,
elle était le démon.*

A certains moments, la malade refuse toute nourriture; à d'autres,
elle dévore avec voracité. Mlle Françoise se reconnaissait malade,
et a demandé plusieurs fois à être internée. Son caractère violent et
ses idées de suicide la font enfermer à l'Asile le 16 septembre 1891,
pour la première fois.

Histoire de la maladie : Au début, la malade refuse de répondre, et
il est difficile de pénétrer dans son délire. C'est une jeune fille qui a
une taille au-dessus de la moyenne. La figure est assez agréable, mais
le nez est déjeté, il y a du strabisme interne, du prognathisme. Les
incisives ressemblent à celles du lapin. La langue est pâle. Le pouls

émotif, rapide et dépressible. Il n'y a pas de souffle anémique au cœur et les poumons sont intacts.

Elle se décide à déclarer qu'elle s'est empoisonnée une fois et qu'on l'a rendue folle. Elle ne guérira que par la mort. Elle trouve qu'elle n'est plus la même depuis qu'elle est malade. « Je le reconnais, dit-elle, par le travail, par les pensées. Lorsque je travaillais, je comprenais que je faisais mal mon travail, mais je ne comprenais pas pourquoi il en était ainsi. »

A peine a-t-elle donné quelques renseignements, qu'elle déclare avoir tout dit, qu'elle ne se rappelle plus rien et il est impossible de vaincre son mutisme.

Ce n'est que quinze jours après qu'elle consent de nouveau à parler et à mieux expliquer son délire.

La malade déclare avoir été internée parce qu'elle a brisé ses bijoux pour ne plus plaire. Pourquoi ne veut-elle plus plaire? Elle ne peut l'expliquer. La tristesse qu'elle présente viendrait de son désir de retourner chez elle. Elle trouve en elle un changement. Autrefois elle était laborieuse et pieuse, elle ne l'est plus. Elle ne sait pas en quoi elle est transformée. Elle n'entend pas des voix, mais le diable vient la tourmenter, lui donner de mauvaises idées. Elle a vu le diable, mais elle ne sait pas comment il est.

C'est elle qui est cause de la maladie de sa mère, des malheurs qui frappent sa famille, parce qu'elle appartient au diable.

Suivie dans sa vie journalière, la malade ne fait rien dans la journée. Elle reste immobile, les bras allongés sur les genoux une main dans l'autre, les paupières baissées. Ses idées délirantes la tourmentent, l'empêchent de travailler. Elle veut aller à la messe. Elle récite des prières. Poursuivie par l'idée de suicide, ce qui la retient, c'est la peur d'aller en enfer.

Cependant le calme se rétablit peu à peu. Dans les lettres qu'elle écrit à ses parents, elle se montre plus raisonnable, et elle entre dans un état de convalescence si marqué que M. le professeur Mairet la rend à son père qui la réclame : il émet cependant un doute sur la guérison définitive, à cause de la prédisposition puissante qui existe chez elle. Il réclame donc une surveillance étroite et donne le conseil de la ramener à l'Asile à la moindre rechute.

Sortie le 18 août 1892, la malade reste dans un état satisfaisant pendant huit ans. Malheureusement à la mort de son père, elle est prise d'un nouvel accès d'agitation, avec inquiétude et dépression mélancolique. Comme elle commet des actes de violence envers sa famille, celle-ci la fait interner une seconde fois, le 13 novembre 1900.

A la Clinique, elle explique que' hors de l'Asile, elle a été toujours calme. Depuis quelque temps, elle voit de la fumée noire devant les yeux; elle a en outre des douleurs de tête et des idées tristes qui lui viennent et qu'elle ne peut chasser. Elle est surtout préoccupée de voir dans sa famille une folle, ce qui n'est pas une bonne renommée. Elle avoue qu'à l'âge de 20 ans, elle s'est empoisonnée avec du phosphore, reproche à ses parents de l'avoir envoyée à l'Asile et non à L... Il lui semble qu'on l'accuse d'avoir fait mourir son père, dont la mort l'a attristée. Elle n'a aucune idée de damnation. En fait d'hallucination, elle n'en aurait pas eu d'autre que l'apparition de son père.

Les rapports quotidiens la montrent triste, absorbée. Au mois de mai 1900, s'ajoutent quelques vagues idées de persécution qui disparaissent rapidement. Au mois de janvier 1901, elle se plaint de douleurs au niveau du front, aux oreilles, et elle éprouve quelques troubles de la sensibilité. Elle croit qu'on fait de la magie sur elle, qu'on l'électrise; elle a des fourmillements. Elle ne peut expliquer son état d'esprit.

En octobre, elle l'indique plus clairement. Elle peut vouloir et prendre une détermination, mais elle se demande aussitôt, si elle n'aurait pas mieux fait d'agir inversement et ainsi de suite. D'un autre côté, elle a des scrupules. Elle éprouve à certains moments une sensation de vide. « Je sens en moi un vide. » Ses idées s'en vont. Elle a une sensation de serrement dans la tête.

Ce qui domine, c'est le doute, l'indécision morale. Les sentiments affectifs, l'intelligence sont conservés. Il n'y a pas d'idée démonomaniaque. Cet état persiste encore en septembre 1902, mais déjà amélioré. La malade aboutit à une guérison incomplète, qui peut lui permettre de vivre au dehors. Aussi le médecin-chef signe-t-il sa sortie le 7 janvier 1903.

Restée plus de deux ans au milieu des siens, une nouvelle crise amène Mlle T... une troisième fois à l'Asile où elle est enfermée le 6 septembre 1906.

Au moment de sa deuxième sortie, après un calme de deux mois seulement, elle avait déliré de nouveau : elle croyait qu'on voulait l'empoisonner. Elle aurait même giflé sa mère plusieurs fois. Dans ses intervalles de lucidité, elle n'avait qu'une crainte, celle de rentrer à l'Asile. Dans les derniers temps de son séjour dans sa famille; elle refusait toute nourriture.

Examinée à la Clinique le 6 septembre 1906, Mlle Françoise T... déclare qu'elle n'était pas guérie au moment de sa deuxième sortie. Elle souffre de tout son corps, et surtout de la tête, qui lui pèse. Une impression mal définie lui laisse supposer qu'elle est plus malheureuse qu'elle ne croit : elle ne sait si c'est une voix qui le lui indique. Elle a l'idée qu'elle perd tout le monde. Elle n'a pas d'hallucinations sauf un « rongement » dans les oreilles; elle entend « raou-raou ». Son être intellectuel n'est pas atteint.

Suivie dans les cours de l'établissement, la malade présente le tableau complet de la lypémaniaque anxieuse. Elle ne peut tenir une minute en place, va, vient, pousse des cris plaintifs, gémit, se plaint constamment. Elle est damnée. Elle a peur, il n'y a plus de pardon pour elle. Elle se déshabille ou déchire ses vêtements. Les jours suivants son agitation ne fait qu'augmenter. A chaque instant, elle s'écrie : « Oh! que je suis malheureuse, je suis damnée! » Elle cherche aussi à se faire du mal. Il faut lui donner une infirmière spéciale pour la surveiller. Elle présente des idées d'emmasquement; ce sont certaines personnes, certains objets qui « l'emmasquent », mais elle ne précise pas. Cette anxiété dure tout le mois d'octobre. Le calme se rétablit un peu au mois de novembre. Moins inquiète, elle peut s'occuper et travailler une partie de la journée.

Cette période d'accalmie ne dure pas, et au mois de janvier 1907, l'anxiété reprend, entretenue par des hallucinations démonomaniaques. La malade est dans une surexcitation extrême. Elle pleure et crie, se désespère et cache sa figure dans les mains en disant qu'elle voit le diable et que ceux qui l'approchent ou la regardent l'emmasquent. Elle résiste à tout ce que l'on veut obtenir d'elle. Il faut plusieurs personnes pour la maintenir et la conduire au bain. Elle prend peu de nourriture et ne dort pas la nuit. A ce moment, elle se rend bien compte du trouble qui l'agite. « J'ai peur, dit-elle, tout le monde me fait peur. Je suis emmasquée, le démon me tient tout à fait. Je ne suis plus maîtresse de moi-même. »

A la fin du mois, la malade devient plus calme, la tristesse, la peur et les idées d'emmasquement restent encore. Elle prétend parfois appartenir au démon. Celui-ci lui prend sa pensée, sa volonté; elle ne peut plus rien faire par elle-même.

A partir de cette époque, c'est-à-dire pendant plus de trois ans, la malade reste dans le même état. Les périodes de calme relatif succèdent à celles d'excitation et d'angoisse extrêmes. Au milieu des pleurs et des lamentations, elle s'écrie qu'elle est possédée du diable, qui la gouverne et lui fait faire tout de travers. Un jour elle se précipite vers le poêle s'assied sur la fonte rougie et répond à l'infirmière qui s'est précipitée à son secours, que le diable lui a dit de s'asseoir sur le poêle. Une autre fois, elle demande à changer de section, parce que le diable la poursuit. La malade se plaint de la tête, et dit souffrir dans tout son corps. Les règles sont irrégulières et Mlle Françoise a parfois des métrorrhagies abondantes.

4 mai 1909 *:* Période d'agitation extrême, la malade va, vient, pousse des gémissements, fait de grands gestes, se cache la figure dans ses mains, et n'ose regarder personne. Interrogée, elle répond, au milieu des sanglots, que le bon Dieu lui dit qu'elle est plus malheureuse qu'elle ne croit. Elle entend le diable qui lui dit : « Té téni (je te tiens) ». Parfois elle sent quelque chose qui passe à côté d'elle et qui la frôle. Elle se retourne et ne voit personne : c'est le diable. C'est parce qu'elle n'a pas la grâce de Dieu, c'est parce qu'elle n'a pas écouté sa conscience qu'elle est ainsi tourmentée.

Comme on lui demande si elle a vu le diable : « Pourquoi me parler ainsi. Vous me le faites voir. Je le vois comme alors, tout noir avec des cornes, habillé en monsieur, comme un médecin ». Elle ajoute, qu'autrefois elle l'apercevait chaque soir, avant de s'endormir: il ne lui parlait pas, mais elle en avait peur.

La malade a conservé toute son intelligence. Elle explique qu'elle a eu une enfance triste, que la folie de sa tante l'a fortement impressionnée. Jeune fille, elle ne s'amusait pas comme ses camarades, elle était triste. Elle indique son âge, la date de sa naissance, les mois de l'année, fait de petits calculs. Son interrogatoire et ses réponses sont interrompus par des gémissements, des lamentations. Il semble donc que le délire n'ait pas varié depuis des années.

Juin 1909, la malade est à l'Asile; son état n'a subi aucune modification.

OBSERVATION XI *bis*

Le 23 mai 1909, au moment où nous étions sur le point de terminer notre travail, est entrée pour la seconde fois à l'Asile une malade dont nous ne pouvons que résumer l'observation, le temps nous ayant manqué pour rechercher son premier dossier.

Mme C..., ègée de 59 ans, née à B... (Hérault), est déprimée, immobile, les bras croisés, la tête penchée et semble plongée dans un profond chagrin. Ses traits sont affaissés, fatigués; elle laisse échapper de temps à autre quelques gémissements.

Elle déclare être à l'Asile parce que, à la suite d'une communion mauvaise, elle a voulu se jetter dans un puits « damnée pour damnée, il faut en finir ». Elle n'entend pas des voix, mais a l'idée qu'elle a mal fait et qu'elle brûlera dans les flammes. Elle ne sait s'il y a un Dieu, ou s'il n'en existe pas : « S'il y avait un Dieu, beaucoup de choses qui arrivent, n'arriveraient pas, il montrerait des miracles. » Elle a vu cependant un miracle. « J'ai voulu me mettre dans un puits et n'ai pu me noyer. » Elle a voulu se noyer parce qu'elle se croit damnée depuis le 19 mars, fête de saint Joseph.

Mme C..., avant cette époque, « faisait les choses mais sans goût »; au commencement de l'hiver, elle a senti certaines transformations s'opérer en elle. « Je disais la prière, mais ne pouvais prier Dieu. Je savais que je n'étais pas en état de grâce. » Elle s'est aperçue qu'elle avait le diable en elle sans le voir ni l'entendre, Elle croit qu'il est en elle. C'est lui qui lui enlève le goût des aliments, la fait douter de l'existence de Dieu et lui donne des idées et des impulsions contraires aux siennes. Il lui a suggéré de se suicider, mais Dieu a empêché sa mort pour qu'elle devienne immortelle, qu'elle souffre éternellement et fasse souffrir tout le monde.

Elle nous dit qu'à l'âge de 40 ans, elle a eu un délire semblable à celui d'aujourd'hui et qu'elle a été enfermée à l'Asile d'où elle est sortie guérie, au bout de quelque temps. Toujours préoccupée de l'idée de damnation, elle était cependant étonnée de voir que ses voisines ne craignaient pas l'enfer.

Ce premier accès de folie s'était produit après une mission pendant laquelle les prédicateurs parlaient des commandements de Dieu, des âmes, des morts, des démons, décrivant l'enfer avec son feu, ses chaudrons d'eau bouillante et disaient que ceux qui perdaient leur âme commettaient une faute irréparable. Elle se crut damnée; mais après deux mois de séjour à l'Asile, elle rentra chez elle gaie, sans scrupules, reprit ses occupations habituelles et pendant dix-huit ans, a pu vivre de la vie ordinaire.

C'est à la suite d'une émotion et d'une communion indigne qu'elle a « non une maladie, mais une tentation nouvelle ».

Elle croit que le diable est autour d'elle et la poursuit. Elle ressent au dedans d'elle qu'elle n'est pas en état de grâce. Le diable ne lui parle pas mais lui donne des douleurs dans les reins. Elle ne le voit pas, mais croit qu'il est dans son corps. « Une nuit que j'étais en sommeil, quelqu'un est venu, j'ai cru que c'était le démon, il m'a pris comme cela, comme si j'allais tomber » : il lui semble que le diable est au dedans d'elle et qu'elle n'est plus la même parce qu'elle ne peut rien faire, pas même lever une chaise.

Interrogée, si elle est toujours la même personne, elle répond qu'elle n'est plus comme avant, qu'elle ne peut plus faire ses affaires comme par le passé et que les prières ne lui font plus les mêmes effets. Elle n'a plus de pitié pour personne, ni d'affection ; elle n'a plus de cœur. Elle pense qu'elle peut bien avoir le diable en elle, mais que rien ne le lui prouve. Il n'y a pas encore dédoublement de la personnalité. Elle a déshonoré sa famille et n'est pas honnête, parce qu'elle n'est pas avec Dieu, dont elle est séparée, parce qu'elle n'a plus de cœur, plus de conscience. Elle ne demanderait qu'une chose, mourir.

Il semble que la malade soit encore une damnophobe, mais qu'elle aurait une tendance à aller vers la démonopathie.

Nous n'avons pu l'étudier longuement ; il sera intéressant de la suivre dans son évolution ultérieure ; elle nous a paru débile au point de vue de l'intelligence.

DÉMONOPATHIE

Observation XII

1re entrée : Lypomanie et perversions sensorielles. — 2e entrée : Manie.

S... Clémence, 23 ans, domestique, née à A... (Hérault), domiciliée à Montpellier, entre le 7 mars 1893.

ANTÉCÉDENTS HÉRÉDITAIRES. — *Côté paternel :* Grand-père mort à 45 ans dans une attaque *d'épilepsie* avait des périodes de *folie.* Grand'mère âgée de 73 ans bien portante. Le père est bien portant, n'est pas alcoolique, mais vif, emporté, et d'une intelligence au-dessous de la moyenne. Tante, bien portante, a eu 4 enfants : les deux premiers ont des attaques *d'épilepsie;* le troisième, 11 ans, se porte bien; le quatrième est mort à 18 mois. Un cousin et une cousine germaine sont épileptiques.

Côté maternel : Grand-père mort d'une fluxion de poitrine à 50 ans. Grand'mère morte de variole à 40 ans. La mère est nerveuse et émotive. Deux ans après son mariage a eu une crise *d'hypochondrie* qui a duré deux mois. Elle a eu six filles. Trois sont mortes (à 1 an, à 2 ans, à 4 ans). Parmi celles qui sont en vie, l'aînée est notre malade; la cadette a eu des convulsions dans sa jeunesse; la troisième a eu des convulsions au berceau.

Antécédents personnels : Convulsions à l'âge d'un an et demi. A 5 ans, une chute de charrette qui produit quelques hallucinations. Fièvre typhoïde avec délire à 10 ans. Pendant la convalescence, elle avait mauvais caractère, se plaignait de souffrir de la tête. A 14 ans, la malade, atteinte d'insomnie, avait des rêves et des cauchemars. Tout cela disparut avec l'apparition des premières règles qui, depuis, ont toujours été *irrégulières.* Rougeole très grave avec délire à l'âge de 15 ans. Jeune fille, elle avait un excellent caractère, était enjouée, apprenait très facilement à l'école où ses maîtres étaient contents d'elle.

Histoire de la maladie : En février 1893 survinrent des idées de persécution et d'apeurement. Clémence refusait de sortir, parce que tout le monde la regardait et se moquait d'elle. Elle redoutait de rencontrer les personnes qu'elle connaissait, de peur qu'elles ne la trouvassent changée.

Sa tante la fit venir à Montpellier où elle se montra plus calme. Mais au bout de quinze jours, alors qu'elle aidait sa cousine à se peigner, elle prit un hachoir et la frappa à la tête. Lorsqu'on arriva, pour voir ce qui se passait, elle se mit à genoux, et déclara qu'elle méritait la prison. C'était un homme, qui l'avait poussée à frapper; elle n'avait pu résister, aussi ses parents pouvaient bien la pardonner. Cette impulsion coïncidait avec le premier jour de ses règles. Depuis ce moment, elle déclara qu'elle avait peur et qu'elle était damnée.

Enfermée à l'Asile le 7 mars 1893, la malade répond très clairement aux questions qu'on lui pose. Elle donne des renseignements exacts sur toute son hérédité et explique nettement son histoire délirante.

Depuis six ans dans la même maison, il y avait quelque temps qu'elle se trouvait agacée, énervée. Brusque avec ses maîtres, elle était poussée à faire du mal, et frappait facilement ses sœurs. Mais c'est surtout depuis le mois de novembre qu'elle est malade. Poursuivie de près un jour par le fils de la maison, elle s'enfuit dans son village, chez ses parents. Là, il lui sembla que les gens se moquaient d'elle. Si elle était avec une amie, elle trouvait que celle-ci s'amusait d'elle, et s'éloignait pour se promener seule. Les personnes qu'elle rencontrait alors disaient qu'elle n'était pas mise comme les autres jeunes filles, qu'elle était mal habillée. Elle croyait que les gens voulaient la tuer, lui faire du mal. Les hommes venaient lui faire des saletés, avaient de mauvaises manières, et lui disaient de venir avec eux.

Le diable lui apparaissait, avec des cornes, lui faisait peur, lui disait qu'elle était pourrie, qu'elle était damnée. Elle le voyait le jour aussi bien que la nuit. Elle sentait son contact. Il essayait même de se livrer sur elle à des actes charnels. Il voulait la prendre. Lorsqu'elle ne voulait pas se livrer à lui, elle était très agitée. Mais à d'autres moments, elle ne résistait pas, et cédait avec plaisir. Le fils de ses anciens maîtres venait à côté d'elle, en chair et en os, et agissait comme le diable. Tous les deux la tourmentaient sans cesse. Les gens s'éloignaient d'elle, parce qu'elle couchait avec le diable.

De temps à autre elle avait des crises nerveuses. Elle sentait alors, quelque chose qui partait des jambes ou de l'abdomen, montait en elle et l'étouffait. Puis la tête lui tournait, et elle tombait doucement.

Elle perdait très rarement connaissance. Elle avait des mouvements convulsifs pendant environ un quart d'heure. Enfin elle avait des hallucinations de la vue. Elle voyait des personnes toutes nues, qui venaient faire sur elle des choses honteuses : d'autres étaient vêtues de costumes aux couleurs éclatantes. Elle apercevait de très grosses bêtes de toute nature.

Il y a trois mois, elle prit une hache et frappa sa cousine à la tête sans savoir pourquoi. Elle alla se cacher ensuite dans la cuisine, mais ne ressentait aucun remords. Elle s'agitait beaucoup chez elle, criait, chantait, voulait sortir et essaya même de sauter par la fenêtre.

La malade répond bien aux questions qu'on lui pose, mais il y a de l'obtusion intellectuelle avec hébétude assez prononcée. Il faut la secouer pour la faire répondre. Un rien la distrait : cependant ce qui frappe surtout, c'est l'apeurement marqué et la persistance des hallucinations. Elles ne veut pas que la gardienne s'éloigne, de crainte qu'on lui fasse mal. Des voix lui disent qu'elle va mourir, et elle voit le diable. Elle se plaint de douleurs de tête. Examinée au point de vue physique, la malade, quoique amaigrie, est d'une bonne constitution. Elle présente en outre de l'asymétrie avec aplatissement des bosses frontales gauches et déviation du nez à droite. La sensibilité est normale, mais il y a quelques zones douloureuses (régions sous-mammaire et ovarienne gauches). Il n'existe pas de troubles moteurs. La malade a des pertes blanches abondantes. Elle reconnaît avoir de très mauvaises habitudes depuis trois mois, et se livrer à la masturbation toutes les nuits.

Pendant quelques semaines, elle continue à présenter un délire lypémaniaque avec prédominance des idées démonopathiques. Elle voit l'enfer avec des flammes. Le diable est affreux : il est grand avec des cornes et de grands pieds. Il est habillé de noir. Il la pousse à se faire du mal et l'empêche de dormir. Aussi Mlle S... voudrait mourir, elle souffre trop. Elle a en outre de la surexcitation génésique, avec sensations de coït. Ces idées délirantes la rendent triste, l'empêchent de travailler et même de manger. Cependant les hallucinations démonopathiques disparaissent peu à peu. Elle n'entend et ne voit plus le diable. Des voix lui disent de travailler. Dès qu'on ne s'adresse plus à elle, elle s'absorbe en elle-même. Lorsqu'on l'interpelle fortement, elle relève vivement la tête comme si elle sortait d'un rêve. L'idée de damnation persiste toujours.

Au mois de mai 1893, Mlle S... présente une telle amélioration, que les parents réclament sa sortie. Comme elle n'a plus de délire ni d'hallucinations, elle est remise en liberté le 4 juin 1893.

La famille s'aperçoit bientôt qu'elle a eu tort de la faire sortir malgré l'avis du médecin. En effet, petit à petit Mlle S... se surexcite, jalouse sa sœur et se dispute avec elle. Au moment d'une période menstruelle, le 15 décembre, elle est prise brusquement d'une agitation intense qui ne fait que s'accentuer, et qui oblige sa famille à la ramener à l'Asile.

23 *décembre* 1893. La malade est dans une agitation maniaque extrême : elle va et vient sans repos. Elle parle avec incohérence, crie sans cesse, déchire ses vêtements. Il est impossible de lui faire prendre du repos et de fixer son attention. Par les quelques phrases que l'on peut saisir et par les gestes de la malade, on constate qu'il y a surtout des idées érotiques.

Cette agitation maniaque persiste les jours suivants. Le 22 janvier on essaye des injections de sérum sanguin, pris chez une maniaque guérie. Ce traitement particulier poursuivi pendant plusieurs mois, produit une amélioration qui s'accentue progressivement et Mlle S... devient calme et raisonnable. Son accès de manie prend fin et elle est rendue à ses parents le 7 décembre 1895. Il n'y a pas eu, semble-t-il, de délire démonomaniaque dans le cours de cette dernière crise.

Observation XIII

1re et 2e entrées : Manie. — 3e entrée : Lypémanie

Mlle O... Marie-Louise, âgée de 45 ans, sans profession, née à F... (Hérault), entrée à l'Asile le 3 juin 1888.

Antécédents héréditaires : Père mort à 52 ans d'hydropisie, n'était pas alcoolique ; bon état mental. Mère morte à 40 ans de suites de couches. Les grands-parents n'ont rien présenté de spécial au point de vue psychique.

Descendants : Trois filles et un garçon. Une *fille*, c'est la plus jeune qui est à l'Asile. Les deux autres se portent bien. Les enfants de l'une d'elles sont faibles de constitution et d'une intelligence médiocre. Le garçon se porte bien.

Antécédents personnels : Mlle O... a toujours été imbue d'idées religieuses. Elle faisait partie de la congrégation des filles de Marie.

Histoire de la maladie : Le début remonte au mois de *juillet* 1862.
La malade eut à ce moment une crise de manie assez forte pour néces-
siter son internement à l'Asile de Montpellier. Le calme revint au mois
de janvier 1863 et Mlle O... put sortir.

Elle reste dans un état normal pendant cinq ans. Rentrée à l'Asile
en *février* 1868 à la suite d'une nouvelle crise de manie qui dure à peu
près autant que la précédente et qui se termine par la guérison, la malade sort pour la seconde fois le 23 décembre 1868.

Elle reste alors pendant une période de vingt ans au milieu de sa
famille et jouit d'un équilibre mental parfait. Vers le milieu de l'année
1887, la malade présente de nouveau une poussée d'excitation.Elle ne
parle guère, mais se jette parfois sur tout ce qu'elle peut saisir, et
frappe les personnes qui l'approchent. Elle ne dort pas et s'agite la
nuit. Elle se lève pour prier, car elle est damnée et a besoin de faire
pénitence. Elle court constamment à droite et à gauche, ne peut rester
une demi-minute assise.Mlle O..., qui est encore réglée, est plus agitée
à cette période.

La malade entre à l'*Asile le 3 juin* 1888 pour la troisième fois.
De taille moyenne, elle présente de l'asymétrie faciale, avec aplatissement du front du côté gauche. Celui–ci est étroit et peu élevé. Il
existe une asymétrie du voile du palais et un léger prognathisme. Les
oreilles sont aplaties. La cage thoracique est étroite, et présente
une certaine voussure. Mlle O... raconte qu'elle a les mêmes idées que
lorsqu'elle est venue il y a vingt ans. Elle est entrée trois fois. La première fois, ce fut à 19 ans, après avoir été abandonnée par un jeune
homme qui la courtisait. La deuxième fois à 25 ans, mais elle ne se
rappelle plus ce qui lui est arrivé.

Elle est fatiguée depuis 7 à 8 ans. Elle s'agite de temps en temps.
Elle est venue à l'Asile pour se faire soigner. Il lui semble qu'elle est
dans l'enfer, qu'elle ne pourra jamais réparer le mal qu'elle a fait. Elle
a eu le malheur de se donner à un jeune homme à 36 ans, et elle en a
eu un enfant mort sans baptême. Elle s'est enfuie dans un refuge à
Toulouse. Là elle s'est confessée, mais elle craint de ne pas avoir fait
une bonne confession. Huit ans après elle est revenue à F..., mais elle
ne pouvait travailler, car les idées lui faisaient défaut. Cette idée de
confession mal faite la poursuit depuis deux ans. Dès lors, la tristesse

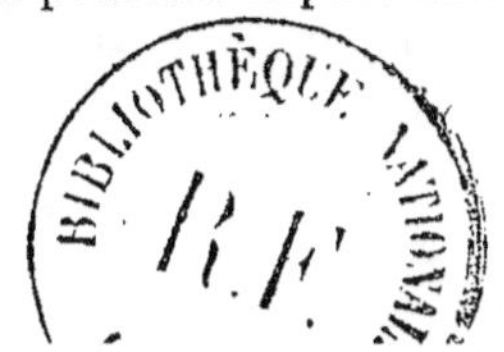

l'a envahie. Elle s'agite, court çà et là, Il lui semble qu'elle a été en enfer. Elle entendait les diables qui parlaient entre eux dans un argot spécial ; ils tenaient de mauvais propos et insultaient Dieu. Elle a vu les diables avec des fourches. Ils étaient noirs et avaient des cornes. Elle voyait cela surtout la nuit. Mais jour et nuit elle a vu des bêtes, des chats, des chiens, etc. Elle entend toujours une voix, qui lui dit : « Tu es damnée ». Elle sent quelqu'un qui la tire par les jambes. Le diable la pousse à faire le mal. Il lui semble que la terre tourne constamment. Elle se sent la tête lourde et ne peut dormir.

Les jours suivants, Mlle O... se conduit comme une maniaque. Elle déchire ses vêtements. La nuit elle fait du tapage.

Son délire évolue (18 juin 1888). Elle ne voit plus le diable, mais elle est possédée par lui. Il faudrait qu'on lui fît une neuvaine pour la délivrer. Elle réclame de l'eau bénite. Elle se croit bien coupable, elle a commis des fautes graves, c'est pourquoi elle s'attribue les sottises que disent les malades. La nuit elle se promène en disant qu'elle a le diable sur elle. Elle a des hallucinations de la vue : elle aperçoit des fourmis, des papillons en grande quantité.

Mlle O... reste dans le même état jusqu'au 9 août 1888, époque où elle est transférée à l'Asile de Toulouse. L'évolution de la crise et du délire n'a pu être recherchée.

OBSERVATION XIV

Surexcitation maniaque avec perversion de divers sens

Mlle C... Marie-Louise, 24 ans, institutrice, née à M... (Hérault), domiciliée à Montpellier, entre d'office à l'Asile le 12 mars 1890.

Antécédents héréditaires : Du côté *paternel*, le grand-père mort d'une attaque à 68 ans, n'était pas alcoolique et avait une bonne santé. La grand'mère était frêle, souvent malade ; sujette à des crises pendant lesquelles elle restait sans connaissance : elle revenait à elle au bout de demi-heure environ. Elle mourut à 70 ans. Le père, faible de constitution, mourut phtisique à 40 ans. Il était d'un caractère très vif.

Du côté *maternel* : le grand-père d'un tempérament robuste, mourut d'une attaque à 65 ans. Il aurait eu de violentes douleurs de tête. La grand'mère succomba assez jeune. La mère est bien portante.

Collatéraux : Cinq frères ou sœurs sont bien portants. Une sœur est morte d'une attaque à 58 ans; elle a eu un enfant mort de méningite.

Antécédents personnels : Vers l'âge de neuf mois, la malade a eu des convulsions généralisées. Elle était très intelligente, excessivement sensible, faible de santé et anémique. A 12 ans elle aurait eu des douleurs rhumatismales dans une jambe; elle ne pouvait se tenir debout. Envoyée à Lamalou, elle revint guérie quinze jours après. Elle souffrait de violents maux de tête. «C'est un mal de tête extraordinaire, disait-elle, je crois avoir la fièvre typhoïde ou une fièvre centrale». La malade était excessivement peureuse dans son enfance, ne voulait pas se coucher seule, et regardait toujours sous son lit pour voir s'il n'y avait personne de caché. Elle craignait aussi de tomber malade. Les règles, apparurent à l'âge de 14 ans, furent toujours très abondantes et douloureuses, surtout dans les premiers temps de sa maladie.

Histoire de la maladie : Mlle C... Marie-Louise fut en rapport avec une directrice superstitieuse, qui lui fit un jour signer une carte, qui représentait une main et des signes cabalistiques. Elle se brouilla, il y a cinq mois avec cette directrice et c'est ce qui l'aurait troublée. A ce moment, 20 novembre 1889, la malade commença à présenter de nombreuses *phobies* et des idées de persécution. C'est ainsi qu'elle craignait des réclamations de la part des parents de ses élèves. Un jour, une fillette perdit une boucle d'oreille, la malade s'imagina qu'on l'accuserait d'avoir volé ce bijou et que cela lui ferait du tort. Puis elle ne voulut plus sortir; on allait lui dire toutes sortes de choses; tout le monde était mal disposé à son égard. Des personnes lui soufflaient des sottises avec des fils électriques. Brusquemen t elle se frottait les jambes remuait les bras, disant qu'elle ne pouvait s'en empêcher. Des illusions et des hallucinations survinrent aussi dès le début. On devait l'enterrer vivante, et elle entendait son glas. La nuit, elle toussait violemment pendant des heures, elle croyait qu'elle avait *des diables* dans le gosier. Elle vit la Sainte Vierge qui lui promit de la soutenir. On voulait l'empoisonner, lui mettre tous les diables dans le corps. Elle voyait aussi des morts (son père et son cousin) qui venaient lui faire peur. Sa mère voulait lui enlever ses idées. Elle faisait pénitence, cherchait au début à se frapper, à se griffer, mais n'avait pas d'idées de suicide. Sous l'influence d'une hallucination, elle crut que la Sainte Vierge lui avait dit de ne pas manger et elle resta dix-huit jours sans vouloir prendre aucune alimentation.

Examinée alors par un médecin de la ville, celui-ci porta le diagnostic de manie hystérique avec idées religieuses et, après l'avoir soignée quelque temps, la fit enfermer à l'Asile.

Le 12 *mars* 1890, la malade est amenée à la Clinique des maladies mentales. La figure est intelligente, le front bombé, la tête arrondie bien proportionnée avec le reste du corps. Elle est pâle et anémique. L'auscultation décèle un souffle extra-cardiaque. La pression de l'ovaire droit produit des mouvements de déglutition, avec quelques pauses respiratoires, la face se congestionne, et la malade pousse quelques soupirs. Du côté gauche, les phénomènes sont moins marqués. Absence de dyschromatopsie. Les pupilles et les réflexes pupillaires sont normaux. Il y a de l'hyperexcitabilité tendineuse et musculaire. La sensibilité est parfaitement conservée. La malade est excitée et raconte facilement son histoire. Elle était chez M. D... et se trouvait fatiguée. Elle entendait des voix et voyait le démon, tel qu'on le représente sur les gravures. Elle entendait « Démon! démon!». Elle le chassait, quand il la tracassait. Il lui donnait de mauvaises idées, voulait la débaucher, et lui donnait le désir d'être grosse. Il a pu pénétrer en elle par la bouche, mais elle n'était pas sûre que ce fût le démon, et pensait que c'était l'électricité. Elle a vu une main qui lui présentait une tasse de lait, et alors elle l'a avalée. Puis elle a vomi quelque chose. La malade prétend en outre qu'elle fait tous les efforts possibles pour empêcher le diable d'entrer dans le bas-ventre. Elle a vu des couleurs bleues, roses, passer devant ses yeux. La Sainte Vierge lui a promis à M... de la protéger toujours. Elle ne dort pas la nuit, car elle est tracassée par le diable.

Elle a des pertes blanches dans l'intervalle des règles, qui ont été très abondantes ces temps derniers.

Le délire se calme et devient moins intense les mois suivants. Au mois de mai, elle a encore des apparitions. Elle voit la Vierge. La nuit, elle voit sauter le diable à côté de son lit, puis d'un bond il va dans l'appartement à côté. Ces apparitions ne lui parlent pas. Elle nie avoir du bruit dans les oreilles, des odeurs dans le nez. Eprouvant des excitations génésiques elle déclare que lorsque le diable la tente, elle se tourne de côté pour n'y pas faire attention. Elle reste enfantine, mignarde, et a des manières de petite fille.

Au mois de juillet, les idées démonopathiques disparaissent. Il ne lui reste que des idées religieuses, avec apparitions de la Vierge qui lui dit de prier pour les autres. Elle voit aussi des hommes qui lui demandent d'être charitable.

En septembre, les hallucinations cénesthésiques reprennent de plus belle. Elle ne voit pas comme tout le monde, elle doit avoir dans les intestins, quelque chose qu'on ne doit pas pouvoir chasser. Quand elle sera morte on l'examinera ; si c'est le diable, on le tuera. Elle a vu le diable les yeux rongés, il devait avoir grillé en enfer. Maintenant il ne lui fait plus de sottises, car la Sainte Vierge la protège. Elle voit la Vierge, le Christ, des couleurs diverses, des cocardes sur ses souliers, etc. En terminant son récit, elle déclare qu'elle a le diable dans le ventre et le ver solitaire.

Le délire ne se modifie guère. Il reste toujours dominé par les hallucinations. La malade a un esprit de fillette qui donne de plus en plus à son délire une tournure enfantine. Il faut signaler le fait que le diable l'a abandonnée pour aller au purgatoire. Elle a mis un morceau de papier sur sa porte et il n'ose plus entrer.

Au point de vue physique, l'état de la malade est meilleur. Elle s'agite moins. L'anémie s'est notablement améliorée. Aussi, bien que le fond de la maladie soit le même, la malade est rendue à sa mère qui la réclame le 28 octobre 1890.

OBSERVATION XV

Lypémanie avec anxiété et tendance au suicide.

B.... Christine, âgée de 51 ans, sans profession, née et domiciliée à B.... (Hérault), entre le 23 juillet 1883, à l'Asile d'aliénés.

Antécédents héréditaires : Rien du côté paternel; le père est mort d'un anévrysme : il était intelligent.

Du côté maternel, les renseignements indiquent que la mère, morte tuberculeuse, était une « sainte » et communiait tous les jours. Deux tantes sont originales. Deux sœurs sont complètement détraquées.

Antécédents personnels : Enfant, Mme B..., avait une excellente santé. Elle était intelligente, aimable, spirituelle même. Elle avait toutes les qualités de cœur et d'esprit. Ses règles se sont établies normalement et ont longtemps été régulières. Mariée à 24 ans, elle eut deux enfants. Accouchements et suites normaux.

Histoire de la maladie : Il y a huit ans, Mme B..., eut des métrorrhagies persistantes qui produisirent une profonde anémie. Son mari et toute sa famille furent englobés à cette époque dans une faillite qui les ruina. La malade ressentit alors une forte secousse morale. Elle ne put se faire à l'idée d'être ruinée et surtout de faire perdre de l'argent aux autres. La malade commença à délirer et eut des idées de suicide; il y eut même quelques tentatives non suivies d'effet.

A certains moments, elle voulait tuer ses parents et surtout sa fille pour qu'elle souffrît moins. Elle poussait des cris, exhalait des plaintes toute la journée. Toutefois elle dormait régulièrement une partie des nuits. Pendant les périodes de calme, la malade était raisonnable et se rappelait tous les faits passés, ceux même qui se produisaient pendant la période délirante.

Les idées délirantes prirent bientôt une direction religieuse. Elle croyait être damnée et disait qu'elle irait en enfer. Elle se plaignait de brûler, poussait des gémissements, des cris, des sanglots. Dans ses moments de fureur, elle cassait tout ce qu'elle trouvait sous la main ; on fut dans l'obligation de lui mettre une camisole de force.

Elle fut enfermée à l'Asile, le 23 juillet 1883.

Caractères et évolution du délire : A la clinique des maladies mentales, la malade explique qu'elle est intelligente, qu'elle a bon caractère, et qu'elle a toujours bien vécu avec son mari. Au moment de la ménopause, elle s'est aperçue qu'elle appartenait au diable et cela, depuis son enfance. Ce sont les diables qui l'ont renseignée à ce sujet. Ils lui disent qu'ils vont la faire souffrir, la faire manger par les chiens de Toulouse, la broyer, la réduire en poussière. Elle voit le diable dans les airs. Il prend la forme de toutes espèces d'animaux (chien, chat, cochon, chèvre, serpent). Il lui tient des propos grossiers, obscènes surtout pendant la nuit.

Ce délire intense produit une anxiété extrême. Ce qui ne l'empêche pas de s'occuper de ce que dit telle ou telle personne, et de s'approcher pour écouter. L'intelligence est complètement conservée. Elle a bien l'idée de se faire du mal, mais elle est douillette, et ne pousse pas très loin ses tentatives. Elle se plaint de douleurs de tête. Il n'y a pas de perversions de la sensibilité générale, ni de l'olfaction ou du goût. Sa santé physique laisse à désirer; la malade est très anémique.

De 1883 à 1888, les rapports quotidiens montrent la malade toujours agitée, inquiète. Elle pleure, pousse des cris, croit être damnée et s'imagine que les chiens vont la dévorer, ce qui lui fait jeter des cris de peur.

Pendant une période qui va de 1888 à 1892, les rapports ou observations ont disparu du dossier de Mme B.... Il est probable que le même délire avec agitation a persisté.

Quoi qu'il en soit, en 1892, nous la retrouvons dans le même état, avec quelques idées de grandeur. Elle croit être allée à Jérusalem. Elle change de place le ciel et l'enfer. Elle entend la voix de son frère (qui est mort). En même temps elle s'agite, frappe les malades et veut les mettre en enfer.

En avril, elle a deux attaques qui ont laissé un commencement de paralysie. Elle se rétablit en partie; mais son état physique est atteint. Les rapports quotidiens indiquent que la malade vomit continuellement, qu'elle se nourrit mal. La paralysie progresse lentement.

Le 1er avril 1898, elle est rendue à son mari qui la réclame; elle est presque complètement paralysée.

OBSERVATION XVI

Lypémanie avec idées de changement de la personnalité et hallucinations.

L.... Marie-Joséphine, âgée de 45 ans, sans profession, née à St-B... (Hérault), entre le 6 janvier 1898.

Antécédents héréditaires : Parmi les ascendants une de ses grand' mères présenta des troubles mentaux et se donna la mort par pendaison. Les renseignements ne signalent aucun autre fait intéressant.

Antécédents personnels : A l'âge de 7 ans, la malade fut atteinte d'eczéma : on lui mit au bras un cautère qu'elle garda jusqu'à l'âge de quinze ans. Elle se maria à 20 ans et eut un seul enfant, actuellement âgé de 22 ans, et en parfaite santé.

Histoire de la maladie : Il y a 14 ans son mari eut une attaque de paralysie. Elle le soigna avec dévouement et s'occupa avec intelligence de toutes les affaires de la famille.

Au début de l'année 1897, survinrent des céphalées si violentes qu'elles ne lui permettaient pas de reposer la tête pour dormir. La perte de son mari, en novembre 1897, l'affecta fortement, d'autant plus qu'elle avait à ce moment de très grandes préoccupations et contrariétés. Mme L..., fut obligée de se mettre au lit. Elle se plaignait de douleurs dans les membres inférieurs, elle était très agitée. Bientôt après, des idées délirantes avec hallucinations surtout nocturnes s'emparèrent de son esprit. Elle croyait qu'elle était condamnée à un supplice éternel pour expier les grands crimes qu'elle avait commis. Elle disait que la Providence ne lui pardonnerait pas, puisque sa sentence était déjà prononcée. La nuit elle voyait le démon qui venait la prendre ; il restait au pied de son lit. Elle sentait du soufre, et disait qu'on voulait lui faire manger des allumettes.

Pendant la journée la malade, dans une agitation extrême, se désintéressait de ses affaires, de son ménage, et même de son fils pour lequel elle avait autrefois une très grande sollicitude. Elle entendait des voix qui lui parlaient. C'étaient des démons qui lui reprochaient ses crimes, et qui menaçaient de l'emporter. Ses idées délirantes la préoccupaient au point qu'elle oubliait de satisfaire ses besoins les plus naturels.

Cependant au bout d'un mois l'agitation diminua, puis disparut ; elle resta calme, affaissée, travaillant un peu, quand on lui donnait de l'ouvrage, mais n'ayant aucune initiative.

Malheureusement ce calme ne dura qu'une vingtaine de jours. Une grande agitation la reprit ; elle fit même une fugue hors de chez elle, ce qui obligea la famille à l'enfermer le 26 janvier 1898.

Evolution du délire : A la clinique des maladies mentales, Mme L..., présente un habitus extérieur et une physionomie tristes. Ses yeux sont congestionnés et égarés. Elle est très embrouillée et ne reconnaît personne. Elle garde un mutisme complet. La malade paraît être concentrée dans une idée de tristesse.

Cependant, si elle garde le mutisme le plus absolu, elle répond par des signes de négation ou d'affirmation aux questions qu'on lui pose. On arrive ainsi à savoir qu'elle est damnée, qu'elle croit être transformée en démon. Elle entend des voix qui lui disent qu'on va lui faire du mal.

Pendant plusieurs mois elle reste dans cet état de tristesse profonde et d'égarement, avec périodes d'agitation, suivies d'affaissement. A certains moments, il faut la forcer à manger, et recourir même à la sonde œsophagienne.

Peu à peu l'affaiblissement radical de l'intelligence s'accentue. Le délire s'atténue considérablement. La malade, devenue une démente complète, est rendue à son fils qui la réclame, le 23 septembre 1899.

Observation XVII (Macario)

Jeune encore et d'une figure belle et agréable, mais flétrie par la douleur et le désespoir, Madeleine C..., a dû, avant sa maladie, être jolie et pleine de charmes; sa taille est svelte et bien prise; son teint est d'un brun pâle, sa chevelure noire et épaisse, son front développé; ses grands yeux bleus sont remarquables d'expression et de beauté. Son caractère est vif, impatient et enclin à la tristesse.

Vers la fin de janvier 1841, elle avait ses règles depuis quatre jours lorsqu'elle eut une vive altercation avec son père, qui la menaça de la déposséder du bien qu'il lui avait donné lors de son mariage; le jour même, les règles s'arrêtèrent. Depuis lors elles ne coulèrent plus que pendant quatre jours, tandis qu'auparavant elles duraient huit jours; en même temps on remarqua chez la malade un changement dans son moral; elle devint triste et sombre, fuyait la société, se plaignait d'un cancer à l'utérus, où rien n'était apparent; en un mot, elle fut atteinte de lypémanie avec complication d'hypochondrie. Bientôt les hallucinations de la vue et de l'ouïe l'effraient et l'épouvantent. Le diable s'offre à ses regards, habillé de rouge; il la tente ; elle lui vend son âme 1.000 francs et le pacte est immédiatement signé avec du sang; désormais plus de repos, plus de bonheur pour elle sur la terre; elle est à jamais perdue si on ne lui apporte pas 1,000 francs. pour acquitter sa dette infernale; elle vivra longtemps, très longtemps sur la terre, plus de deux cent mille ans et après la mort son corps n'aura point les honneurs de la sépulture; il sera consumé par les flammes de l'enfer. Son désespoir est tel, que pour mettre un terme à ses souffrances, elle tente à plusieurs reprises d'abréger ses jours.

Elle fut assaillie par ses idées diaboliques à trois reprises différentes; chaque accès durait trois ou quatre jours, séparés par un intervalle d'un mois. Pendant ses accès, son mari tâchait de la distraire, et de la calmer en lui disant : « Envoie-moi le diable et je lui payerai les 1.000 francs, et qu'il n'en soit plus question ». Depuis elle n'en parla plus.

Jadis, Madeleine était tendre épouse et mère affectionnée, mais maintenant elle a voué une haine implacable à son mari et à ses enfants; elle se porte souvent à des actes de violence envers eux.

A la moindre contrariété, et souvent sans raison, elle casse, brise, déchire tout ce qui tombe sous sa main ; elle a même essayé d'incendier sa propre maison. On la voit parfois causer seule ; alors elle s'anime, gesticule ; tour à tour elle interroge et répond comme si elle suivait une conversation.

Enfin, le 27 avril 1842, elle fut amenée à Maréville. Elle était alors atteinte d'une affection de poitrine à laquelle elle succomba le 25 du mois suivant. Pendant son séjour à l'Asile, tout sentiment de pudeur était éteint chez elle ; elle n'avait plus qu'un souffle de vie, et elle se livrait encore avec fureur à la masturbation.

Nécropsie. — Habitus extérieur maigre.

Tête. — Parois du crâne minces. Méninges saines, nullement adhérentes, ni épaissies. Petit kyste séreux, du volume d'un haricot, situé dans le sillon qui sépare la couche optique du corps strié du ventricule latéral gauche ; la substance grise de ce corps paraît un peu décolorée.

Cervelet normal.

Poitrine : Poumon gauche adhérent dans toute son étendue à la plèvre, et complètement hépatisé, à l'exception d'une petite portion du lobe supérieur. L'hépatisation est rouge dans sa plus grande étendue, avec quelques points albumineux, comme purulents, disséminés çà et là. Elle est grise vers la base et au milieu du poumon ; par la pression, on donne issue à du pus qui sort d'un foyer large comme une pièce d'un franc, placé à la base du poumon. Poumon droit sain. Cœur normal.

Abdomen : Foie hypertrophié descendant huit centimètres environ au-dessous des fausses côtes droites. Vésicule remplie d'une bile couleur vert foncé, assez fluide. Rate et reins sains. Muqueuse gastrique pâle. Intestins grêles légèrement injectés et arborisés dans différents points mais sans épaississement ni ramollissement ou ulcération de la muqueuse. Côlon transverse un peu abaissé du côté de la cavité du petit bassin.

Le pancréas paraît comme endurci ; ses granulations sont hypertrophiées. Utérus à l'état normal.

Le clitoris est un peu développé, mais il ne présente rien qui puisse expliquer cette fureur de masturbation dont Madeleine était atteinte vers la fin de ses jours.

Observation XVIII (Macario)

Catherine J... est une vieille fille de soixante-huit ans ; elle est petite, maigre et très vive, sa physionomie exprime la bonté et la douceur ; ses traits sont grippés, son teint est jaunâtre, et sa petite figure est sèche et décharnée.

Cette bonne vieille femme est infatigable au travail ; à toute heure de la journée on la trouve filant à son rouet ou occupée à la couture.

Quoique portée au mariage, Catherine vécut dans le célibat, il lui a fallu faire de nécessité vertu ; et comment se serait-elle engagée dans les liens de la vie conjugale après le terrible malheur qui lui est arrivé ! Pauvre infortunée ! Dès l'âge de 14 ans, étant à l'église, on lui a jeté un sort sur la main droite, qui est restée contractée pendant trois ou quatre ans. Aussitôt sa vue fut troublée, son intelligence bouleversée. Arrivée chez elle, après la messe, elle tomba sans connaissance ; le curé, appelé, accourut et l'aspergea d'eau bénite. Elle fut un peu soulagée, mais non délivrée. Depuis lors, pour son grand malheur, elle ne peut plus élever son âme à Dieu, car l'esprit malin qui voltige sans cesse autour d'elle l'en détourne, lui inspire de mauvaises idées ; il l'excite à blasphémer, à renier Dieu et la Sainte Vierge. Hélas ! elle est bien malheureuse : le repos et le sommeil ont fui loin de sa paupière.

Catherine couchait habituellement avec son père et sa mère ; un soir elle voulut coucher seule ; mais elle ne fut pas aussitôt dans son lit qu'un homme à la figure sinistre, parut tout à coup, comme par enchantement, au milieu de sa chambre ; elle poussa des cris d'effroi et de terreur, fit le signe de croix : son père accourut, et l'homme mystérieux disparut.

Une autre nuit, c'était une belle nuit d'été, la lune répandait ses pâles rayons sur tout le pays ; un profond silence enveloppait toutes les choses créées ; Catherine était aux pieds d'une croix champêtre, et priait Dieu avec ferveur, lorsque tout à coup parut à côté d'elle l'esprit des ténèbres ; un énorme chapeau lui couvrait la figure, une ample tunique obscure recouvrait toute sa personne, ses pieds seuls étaient nus, et, chose remarquable, c'étaient des pieds fourchus. Elle voulut recourir à son signe de croix, mais ce fut en vain, car ses membres engourdis, glacés d'effroi, n'obéirent point à sa volonté; l'inspiration lui vint alors de faire le saint signe avec la langue, et l'homme aux pieds fourchus disparut comme l'éclair.

Souvent, pendant la nuit, quelque chose de très lourd, ce ne peut être que le démon, monte sur sa tête, d'où il saute sur ses jambes de manière à les lui écraser. D'après le conseil d'une vieille femme, une nuit elle plaça une écuelle remplie d'eau bénite dans la ruelle de son lit, et à l'approche de l'esprit malin, elle la lui jeta à la figure : depuis, il n'est plus venu gambader et sautiller sur elle.

Que n'a-t-elle pas fait pour en être délivrée! Elle s'est adressée à Dieu, s'est imposé de longs jeûnes, a même entrepris de longs pèlerinages; mais le tout en vain. C'est à peine si un léger soulagement est le prix de ses prières et de ses larmes. A qui la faute? à sa mère, qui n'a pas voulu ouvrir la porte à la femme qui lui a jeté le sort, lorsque celle-ci était venue pour la délivrer. Catherine avait fait cuire, d'après le conseil d'un médecin qu'elle avait consulté à cet égard, un cœur de bête, et cette opération avait pour but de forcer la sorcière en question à venir la délivrer.

Observation XIX (Macario)

Marguerite G... est une grande femme âgée de cinquante-neuf ans, maigre et sèche, d'un tempérament nerveux et d'une figure toujours souriante. Elle a toujours été très dévote et très pieuse; et lorsqu'elle avait quelques instants libres, elle les passait à l'église ou au cimetière à prier Dieu pour le repos des trépassés.

Elle est entrée à Maréville le 7 avril 1842.

Cette pauvre femme, lors de la suppression des règles à son retour d'âge, a perdu la tête. Elle prit en haine ses parents, s'imaginant que ceux-ci voulaient la faire périr par le poison. Heureusement que, pour déjouer leur coupable projet, trois curés, aussi purs que le soleil, ont établi leur demeure au-dessous d'elle pour veiller à sa sûreté. Lorsque la nourriture qu'on lui présentait était empoisonnée, ils l'avertissaient de n'en pas manger. Ces trois curés la veillaient de leur personne à tour de rôle. Ses parents, voyant que le poison ne leur réussissait pas à cause de la vigilance des curés, se sont adressés à l'enfer et ont suscité contre elle les démons; depuis lors, les diables la poursuivent et la tourmentent nuit et jour. La nuit, à peine le sommeil appesantit ses paupières, qu'ils viennent en grand nombre la réveiller en sursaut, la menacent, lui tiennent des propos obscènes, grimpent sur elle, portent leurs mains impures sur les parties les plus secrètes de son corps. La chair est faible : elle cède et se livre avec eux aux jouissances de l'amour; leur semence est si brûlante qu'elle en est épuisée et anéantie de fatigue. Ces démons fornicateurs lui apparaissent tantôt sous forme d'éclairs, tantôt sous forme de jolis garçons, étalant à ses yeux toutes leurs nudités et lui poussant leurs excréments à la figure.

Mais Dieu n'afflige que ceux qu'il aime; il lui inspire sa grâce quatre fois par jour, le matin, à midi, à quatre heures et le soir avant de se coucher; aussi, lorsque les démons paraissent, elle lève la main, donne la bénédiction et les esprits ténébreux se sauvent aussitôt à toutes jambes; mais elle n'en est pas aussitôt débarrassée que d'autres légions viennent à leur tour l'inquiéter, et elle de recommencer ses bénédictions, et les diables de s'enfuir, et ainsi de suite toute la nuit; elle ne saurait donc goûter un instant de repos.

Parfois, ce ne sont plus des esprits infernaux qui viennent la tourmenter. Des cadavres hideux paraissent dans sa chambre, lui parlent avec une voix lugubre et sépulcrale, allongent leurs bras pour la frapper; mais Marguerite fait du bruit et les cadavres se résolvent en fumée. Bientôt ils reparaissent. Elle recommence à faire du bruit, et ainsi de suite jusqu'à l'aube.

Pendant le jour, elle est plus calme et plus tranquille : aussi dans la nuit appelle-t-elle de tous ses vœux les rayons du soleil; alors elle s'assoupit, et, dans son sommeil, Dieu et la bienheureuse Vierge Marie lui paraissent en songe, la consolent, l'exhortent à la patience et lui inspirent du courage. Tant il est vrai que Dieu n'afflige que ceux qu'il aime.

OBSERVATION XX (Dr Paris)

X..., âgée de 51 ans (profession exigeant une certaine instruction), placée à l'Asile sur sa demande, est une femme de taille moyenne, constitution mixte, tempérament nerveux. Elle a toujours été très impressionnable aucun signe de dégénérescence physique.

Réglée à l'âge de 15 ans, elle fut sujette depuis ce moment à des crises caractérisées par des pleurs non motivés, de la sensiblerie, des accès de suffocation, etc., accompagnées, dès l'âge de vingt ans, de la sensation d'un corps étranger mobile partant du creux épigastrique et montant à la gorge (boule). Il y a toujours eu chez elle de la dysménorrhée et, pendant l'écoulement des règles, tous ces troubles étaient plus prononcés. Ils paraissaient, du reste, s'étendre d'une année à l'autre et, à l'âge critique, ils ont pris un développement réellement inquiétant; ils sont devenus rapidement ce que nous les trouvons aujourd'hui. Depuis trois ans et demi, en effet, Mlle X... est sujette à des troubles de la menstruation beaucoup plus marqués que jadis; les règles coulent abondamment tous les quinze jours. Depuis six semaines cependant, aucune hémorragie ne s'est produite. La ménopause arrive donc lentement, péniblement. Déjà nous avons deux causes des désordres dont nous allons parler : 1º une cause prédisposante, l'hystérie; 2º une cause déterminante, l'âge critique, à laquelle il conviendrait d'ajouter comme adjuvants, des ennuis relatifs à des commérages sur sa conduite.

Les facultés intellectuelles de Mlle X... paraissent absolument normales lorsque, dans une conversation, on ne lui donne pas le temps de fixer son attention sur sa personne, de penser à sa santé.

Laissons-la maintenant continuer elle-même l'historique de sa maladie.

« Depuis trois ans et demi, *j'entends des voix* très distinctement dans tout mon corps; elles sont principalement dans l'estomac, la poitrine, dans le ventre et jusque dans la partie indécente, et, toujours, je *sens quelqu'un remuer* dans tout mon être, qui me tourne et retourne dans tous les sens. Etant assise ou couchée, je me sens soulevée par une force supérieure invisible qui va jusqu'à me profaner et me faire ressentir des mouvements indécents et déréglés et, en même temps, les voix me disent très distinctement, et *une* surtout : tu ne veux pas m'écouter et faire ce que je te dis; me voilà, tu vas me le payer, je vais t'exorciser et te guérir et, aussitôt, tout mon être est agité, je *ressens et vois* les choses les plus horribles, les plus dégoûtantes... Parfois je souffre, d'autres fois je suis *jetée de côté et d'autre* et même à terre, comme le serait une personne ivre et, en mangeant et buvant, j'éprouve des tourments horribles, car depuis trois ans et demi, *certaines* de ces voix veulent m'empêcher de boire et de manger. Avant de me mettre à table, les bruits *autour* de moi et *dans* moi se font entendre semblables à une *légion de démons* rugissant, hurlant, qui viennent fondre sur moi. Je reste comme écrasée. J'entends distinctement que ce sont ces mêmes bruits et ces mêmes voix *qui se servent de ma bouche*, de ma langue, pour rugir, blasphémer, jurer, me faire tirer la langue d'une manière démesurée, faire les grimaces les plus horribles et les plus hideuses. Je sens, sans me voir, que ma figure est hideuse à voir. Les yeux, parfois, sortent de leur orbite; parfois aussi, c'est comme si on m'arrachait toute la mâchoire, les joues, les yeux et toute la figure. Très souvent, j'entends et *sens arriver* (1), du *côté de l'oreille droite surtout*, quelqu'un qui me donne de petits coups (2) à intervalles de quelques secondes, au nombre de plusieurs, disant : « Nous voici, nous venons à ton aide, nous sommes les médecins; et alors les divers accidents se produisent. »

« Chaque fois que je vais à la selle (3), au lieu d'éprouver du soulagement, comme autrefois, je souffre dans le bas-ventre; j'éprouve une nécessité continuelle d'uriner, ce qui provient de ces voix qui voudraient m'empêcher de faire ce que fait une personne humaine. Elles me parlent aussi par mon urine... Il y en a même qui veulent m'empêcher de m'habiller et qui me font pousser des rugissements lorsque je le fais. Les tourments ne sont pas toujours les mêmes; ces voix me disent : « Aujourd'hui, et jusqu'à telle heure, c'est moi qui vais te conduire et tu m'obéiras ou tu me sentiras ». Comme l'on m'a toujours conseillé de mépriser ces voix et de m'efforcer de réagir, plus je m'efforce de suivre ces conseils, plus les crises, tourments, persécutions, souffrances et vexations augmentent... Elles me font des menaces toujours plus terribles les unes que les autres, jour et nuit, soit en me *les disant intérieurement*, lorsqu'on me croit bien calme, ou alors les criant par ma bouche.

» Du reste, la signification du mot *possédée* n'est-elle pas une personne tourmentée et agitée du démon? C'est là ma véritable situation. Je dois dire que j'ai toujours souffert au moment de mes époques depuis l'âge de treize ans; mais je souffrais le premier jour, lorsque cela se présentait, et lorsque cela me quittait. Depuis l'âge de 42 ans, les pertes sont devenues plus abondantes et les souffrances ont aussi augmenté... C'est ce médecin dont je vous ai parlé à mon arrivée que je soupçonne de m'avoir mis dans cette triste situation en me donnant

(1) Espèce d'aura (M. Paris).

(2) Interprétations de l'hypochondriaque (M. Paris).

(3) Nous voyons ici des persécutions bien distinctes des persécutions attribuées aux démons. La malade sépare elle-même, en quelque sorte, les persécutions du délire des persécutions et celles du possédé. (M. Paris).

ou en me faisant quelque chose pour me faire du mal et par là m'a livrée au démon (1). Je souffrais avant de le consulter, mais ce n'était rien en comparaison de ce que je souffre depuis. Je remarque parfaitement qu'il y a quelqu'un qui agit en moi au moment de mes époques plus particulièrement, et que les hémorragies ne sont pas produites par une cause purement naturelle.

» Très souvent, je suis saisie par une force surnaturelle et je me donne *des coups sans le vouloir, ayant toute ma présence d'esprit et sans pouvoir me retenir*; des coups à la tête, dans le ventre, dans l'estomac ; je fais avec les bras et les mains toutes sortes de pantomimes et de signes sur mon corps, les poings dans la bouche, me mordant les doigts et la langue, quelquefois très fortement.

» On me fait *parler des langues que je n'ai jamais apprises*, le démon se sert de mon corps pour l'agiter; bien souvent il ne me laisse pas écrire et, par moments, j'ai les yeux brouillés.

» Je dors très peu et, certaines nuits, j'ai des odeurs de nourriture autour de moi, comme si j'étais dans une cuisine. J'éprouve aussi les mêmes odeurs dans la journée, du changement dans le goût des aliments et même dans les remèdes et parfois des odeurs sales et dégoûtantes et des odeurs de soufre et de *feu*. Mon travail est toujours *blanc*; je le vois parfois de *différentes couleurs*. La nuit, je vois des fantômes, chiens, animaux de toutes sortes, figures hideuses me faisant les mêmes grimaces que j'avais faites dans la journée et me crachant à la figure ; ceci a lieu ayant les yeux tantôt fermés, tantôt ouverts.

» Des voix me menacent parfois aussi de m'obliger à *me détruire moi-même*............

» De grâce, au nom de l'humanité, et par compassion pour une pauvre malheureuse, ne me refusez pas un certificat pour éclairer Monseigneur; il essayera certainement les exorcismes. Je ne cherche nullement à faire de l'éclat pour qu'on s'occupe de moi. Les remèdes naturels sont impuissants à me guérir ».

M. le Dr Paris a bien voulu envoyer à M. le Professeur Mairet les renseignements complémentaires suivants :

Il résulte des renseignements que j'ai recueillis postérieurement à cette publication que les troubles délirants avaient des caractères de

(1) Autres interpétations d'hypochondriaque (M. Paris).

rémittence; en effet : antérieurement à l'admission à Maréville, cette malade avait été traitée dans un autre asile d'aliénés d'où elle dut sortir considérée, sinon comme guérie, au moins comme très améliorée, puisqu'on lui rendit la liberté;

Quelque temps après, elle a été hospitalisée à la campagne, mais elle avait, dit le médecin de l'établissement « des moments d'excitation » qui ne permettaient pas de la conserver au milieu de malades calmes. Elle sortit de là pour entrer à Maréville, en 1820.

Une rémission assez longue se produisit en 1821; elle dura environ six mois, pendant lesquels la malade ne grimaçait plus, ne riait plus et s'occupait assez régulièrement, malgré la persistance d'idées de possession, d'hallucinations qui n'avaient plus le caractère si péniblement obsédant signalé dans l'observation publiée. Un essai de sortie fut fait même en juillet 1821.

Mais au commencement d'août suivant, la malade se faisait arrêter alors qu'elle criait, grimaçait et donnait sur la voie publique les réactions des idées délirantes et des hallucinations relatées dans les *annales de psychiatrie*. Elle rentra dans mon service où elle présenta les mêmes troubles qu'antérieurement, avec rémission de courte durée, jusqu'au commencement de 1892, époque à laquelle (sa constitution étant très affaiblie) elle mourut, surtout par suite d'épuisement nerveux, de misère physiologique, après une période d'excitation plus vive et plus longue que les précédentes (excitation réaction de délire).

L'idée de possession avait pris une telle fixité, se présentait avec un tel caractère pénible d'obsession douloureuse que l'on peut voir là, je crois, l'influence de la ménopause. La malade me criait un jour des propos grossièrement injurieux et, quelques instants après, ou le lendemain, elle venait, avec des accents de tristesse de véritable mélancolique, me supplier de lui pardonner : ce n'est pas moi qui vous disais de telles injures, je vous respecte trop; vous ne saurez croire ce que je souffre de ne pouvoir empêcher que l'on exprime de telles grossièretés par ma bouche: on ne me délivrera donc jamais de ces tortures?

OBSERVATION XXI

Dr Viollet

C'était une nommée A...; elle était âgée de 32 ans et vivait seule, de petites rentes à Paris.

8

Au point de vue intellectuel, c'était une grande débile, n'ayant recueilli que de piètres fruits de l'instruction soignée qu'elle avait reçu. Elle n'était pas mariée et était restée chaste. Une certaine timidité, disons le manque de qualités nécessaires pour créer de sérieuses amitiés, l'avait laissée très isolée après la mort de ses parents. S'ennuyant chez elle, elle était allée dans une réunion spirite, par désœuvrement.

Il paraît, d'après ses dires, que ce n'était pas une réunion spirite bien importante : elle n'y vit ni apports, ni matérialisations, ni autographisme ; elle vit seulement tourner des câbles et des chaises, et entendit des coups frappés répondant à des questions, des paroles qui n'avaient rien d'extraordinaire.

Rentrée chez elle, vers les onze heures du soir, elle vit dans la demi-obscurité de sa chambre, une chaise remuer, entrer en danse, puis, presque aussitôt, au-dessus de la chaise, une petite apparition grotesque, avec un long museau pointu et de petites ailes, apparut, menaçante : c'était le diable en personne, qui poussait des petits cris, s'attachait à la chaise, et subitement vint s'accrocher aux cuisses de l'infortunée. Tout ce début de la crise de délire avait duré un quart d'heure environ. Il y avait huit ou dix mois qu'elle s'était passée, quand la malade vint nous voir. Le diable était toujours attaché à elle, seulement à la suite d'un traitement médical, il avait abandonné les cuisses de la malade et avait élu domicile sur sa poitrine. Ces dix mois, elle les avait passés à consulter des médecins, dépensant une dizaine de mille francs en soins ou en médicaments, sans résultats et ayant d'ailleurs, selon elle, vu plus de cent médecins. Un seul d'entre eux, par une thérapeutique suggestive que nous taisons, car une fois connue, elle n'aurait plus aucun effet, délivra les cuisses de la malade de la présence diabolique ; mais le diable était vite monté sur la poitrine. Elle alla aussi de confesseurs en confesseurs, et en trouva de bien avisés qui l'envoyèrent aux médecins et s'efforcèrent de la dissuader de recourir aux exorcismes, comme elle le leur demandait.

Le diable agissait à son égard avec un sans-gêne plein de gaminerie. Il était mutin, farceur, bon garçon au fond, apprivoisable parfois, mais terriblement méchant et grossier dans ses colères. Il remplissait l'existence de la pauvre femme d'une obsession capricieuse et agissait en tous cas, comme un insupportable et incorrigible enfant. Il la voulait guider dans ses actions ; en colère dès qu'elle lui désobéissait et l'injuriant, la pinçant, la piquant, l'obligeant à faire ce qu'il exigeait. Il s'apaisait un instant, puis bientôt, un nouveau caprice de sa part obligeait la pauvre femme à se déranger, à faire quelque action absurde : aller embrasser le bouton de la porte, faire « trois petits pâtés, ma chemise brûle », faire la culbute. Et cependant, il se moquait d'elle, la raillait, faisait de mauvaises plaisanteries, sur son âge, son anatomie, sa chasteté. Il aimait à la voir bien habillée, et pour lui obéir, elle s'habillait avec coquetterie. Il ne voulait quelquefois pas se coucher et la forçait à veiller, elle aussi. Il lui cachait ses affaires, il crachait sur ses aliments, ou mettait dessus de la poussière et des ordures, il faisait de « mauvaises odeurs », se pelotonnait, « ronronnait » et s'endormait sur la poitrine de la pauvre femme, délivrée pour un moment, mais n'osant plus bouger, de peur qu'il ne s'éveille.

Elle passait sa vie, partagée entre l'inquiétude, la crainte, la colère, l'appréhension et quelques courts repos. Etait-il « sage » il ne lui était pas autrement désagréable de l'avoir avec elle; somme toute, c'était un compagnon. Mais « sage », il l'était si rarement ! Elle s'efforçait alors de l'amadouer, lui causant gentiment, lui offrant des friandises, du fromage de gruyère (1), qu'il aimait par dessus tout.

Puis, s'il ne se calmait pas, elle finissait à la longue, car elle n'était pas coléreuse, par s'emporter : elle l'injuriait, il répondait, et comment ? Il la pinçait, la piquait, et alors, folle de rage, elle se martelait la poitrine de coups de poings, de coups de martinet (2), de coups de bâton, se mettant elle-même en sang, dans l'espoir de le châtier et de l'écraser. Un jour, elle se brûla la poitrine avec une bougie, pour le faire fuir ou le brûler. Elle avait par moments, le désir d'en finir avec la vie, et, si elle ne s'est pas suicidée, c'est parce que le diable eut, dans ses paroxysmes de colère et de désespoir, le bon goût de se taire et de n'avoir point le dernier mot.

Nous avons soigné Mlle A... pendant quelques jours, mais en vain. Nous ne l'avons point revue depuis. Il y a tout lieu de croire que si elle avait voulu suivre nos conseils et entrer en traitement à l'Asile, elle aurait été délivrée — pour un temps seulement, c'est bien probable — de toute gaminerie diabolique.

(1) Elle nous apporte à l'asile un morceau de ce fromage, acheté par elle la veille, et dont il avait mangé. « Voyez, nous disait-elle, la trace de ses trois petites dents » Mais pour la voir cette trace, il fallait vraiment avoir les yeux de la foi.

(2) Elle avait acheté un martinet exprès pour lui.

Observation XXII

Lypémanie

Mme J... Anne-Nathalie, 56 ans, sans profession, née et domiciliée à V..., entre le 19 février 1904.

Il n'y a aucun renseignement sur les antécédents de la malade, mais le certificat du docteur qui l'a soignée donne quelques détails :

« Le début paraît remonter au mois de novembre dernier. Le délire est caractérisé par deux sortes de symptômes :

« Les premiers sont des phénomènes de mélancolie ; il n'y a pas de délire proprement dit, mais l'élément morbide prédomine dans la sphère morale. La sensibilité est exagérée. Les sentiments d'affection et de crainte alternent. Tantôt elle s'imagine ne plus aimer ni son mari, ni ses enfants ; tantôt elle se fait d'amers reproches sur toutes choses.

Les seconds sont des phénomènes d'excitation. Ils alternent avec les premiers... Il y a de l'excitation sans délire. La malade éprouve un besoin impérieux de parler, de chanter, etc. ». M. le Dr P... conclut donc à son internement.

Caractères de l'aliénation. — 19 *février* 1904 : La physionomie de la malade réflète la tristesse et l'inquiétude. Elle reste immobile sur sa chaise, en état de demi-résolution. Le délire qu'elle développe est un mélange d'idées hypochondriaques, de ruine et de persécution à direction religieuse.

Mme J... est la dernière des dernières, elle est ruinée. Elle a mangé le bien de son mari, en donnant 40 francs par mois à des parents dans le besoin. Cette idée l'obsède et elle se repent d'avoir caché ce fait à son mari. Elle souffre de partout ; l'estomac lui fait mal, la poitrine est parfois serrée de haut en bas comme dans un étau ; elle étouffe. La tête ne contient qu'un petit nombre d'idées tristes. Celle qui revient le plus souvent est qu'elle est en butte aux persécutions du démon. Il y a quatre mois, qu'elle en est possédée. Elle le sent en elle, notamment dans l'estomac. Un jour elle a blasphémé. Comme elle avait eu de multiples ennuis, que son petit garçon ne travaillait pas, elle dit à sa mère qu'elle détestait l'humanité et que le bon Dieu était injuste d'avoir fait des personnes intelligentes et d'autres bêtes : en effet elle ne se trouvait pas intelligente. Dieu a sans doute voulu la punir pour ces paroles et l'a livrée à Satan. Elle a peur d'être immortelle, d'être condamnée à souffrir éternellement. Elle craint qu'on ne l'ait amenée ici pour la mettre en enfer et la livrer au démon. A un moment, elle chante sur un ton plaintif. « A l'hospice, au supplice pour l'Eternité ». Elle ne peut expliquer pourquoi elle chante cela et dit que c'est malgré elle.

Au début de sa vie, la malade était très pieuse; plus tard, elle s'est détournée de la religion et cependant son mari ne contrariait en rien ses idées religieuses. Habitant Montpellier, elle a eu des voisins qui s'occupaient de spiritisme. Elle n'y croyait pas; mais un jour ses co-locataires guérissent son fils par des signes de croix. Elle s'est toujours demandé si par cette même pratique, ils ne l'avaient pas ensorcelée. Ceci se passait en 1887.

Peu après elle a eu un accès d'aliénation mentale, pour lequel elle fut toujours soignée par MM. les Professeurs M... et S... Cet accès dura quinze mois.

Pendant plusieurs années, elle fut calme; mais il y a quatre mois, à la suite d'une émotion (accusation de vol pour son fils), sa maladie l'a reprise.

Actuellement la malade est en pleine crise d'anxiété. Elle refuse de manger, « car son estomac est fermé ». Il n'y a pas de démence. Il ne semble pas y avoir de perversions sensorielles en dehors des illusions de la vue : les religieuses et les malades la regardent avec curiosité.

On ne voit pas de cause bien nette à l'aliénation mentale de Mᵐᵉ J... Elle ne serait ni alcoolique, ni syphilitique. Elle a toujours été bien réglée jusqu'à 45 ans. Sa première crise mentale s'est produite avant la ménopause. Elle a eu deux grossesses normales, pas de fausse couche. Comme maladies antérieures, elle n'a eu que des maux de dents fréquents, des migraines et des douleurs rhumatismales.

La malade nie toute hérédité morbide, et cependant elle présente quelques stigmates de dégénérescence : front bas et fuyant, crâne allongé, oreilles accolées au crâne et mal ourlées, voûte palatine ogivale, dentition irrégulière, prognathisme inférieur.

Les jours qui suivent son entrée, Mᵐᵉ J... se montre inquiète, angoissée même. Il lui semble qu'on va l'enterrer vivante, parce qu'on a dit qu'elle était protestante, qu'elle était le diable. Satan la tient, il est dans son estomac. Il lui met de mauvais goûts dans la bouche, de mauvaises odeurs dans le nez. Il lui montre de petits diables. Enfin elle a des regrets sur sa vie passée. Son état d'angoisse est tel qu'elle refuse de manger. Le 1er avril, sur la demande de son mari, la malade sort dans le même état mental.

Elle ne reste pas longtemps dehors et revient à l'Asile 16 juin. Pendant son séjour hors de l'établissement, la malade a été tranquille, mais toujours triste.Le 8 juin elle a recommencé à s'agiter.Elle a eu un abîme sous les yeux et elle voyait des serpents. Elle a eu des idées de suicide, malgré la crainte de l'enfer qui la possède. Son mari se trouve dans l'obligation de la faire interner.

Le 16 *juin* 1904 Mme J... est amenée à la clinique. Elle est apeurée et égarée. Les yeux hagards. La face est meurtrie et couverte d'ecchymoses. Elle se débat violemment dans les mains des infirmières qui l'amènent. Elle développe quelques idées démonopathiques : c'est ainsi qu'elle voit des petits diables; elle croit être possédée du diable, elle a peur d'être damnée. Mais ce qui domine, c'est un délire de peur et de tristesse avec hallucinations cénesthésiques. Elle a une douleur à l'estomac et une voix sort de cet organe. Elle a un crochet au creux de l'estomac. Elle a surtout peur de tout : elle craint qu'on lui fasse des misères, qu'il lui arrive un accident,etc. La peur et la tristesse se mélangent si intimément, et produisent une telle douleur morale, que la malade songe à se tuer. Elle déclare qu'elle a essayé de se suicider en prenant du sulfonal. Elle a quelques hallucinations du goût et de l'odorat.

Il est difficile de lui faire préciser le début de son délire. La maladie a commencé il y a 7 ou 8 mois par des sensations, mais elle ne peut dire lesquelles. Elle ne sait pas si elle a de la conscience, mais elle a encore de la pitié.

Suivie dans sa vie journalière, elle est toujours triste, absorbée, avec des idées de suicide qu'elle ne peut même pas essayer d'exécuter à cause de son manque de volonté. Les idées de peur prédominent dans son délire et produisent une agitation, une angoisse continuelles.

C'est dans le même état que Mme J... sort de l'Asile le 30 octobre 1905 à la demande de son mari.

Observation XXIII

Lypémanie

M. L... Auguste, 40 ans, journalier, né à St-Q... (Gard), domicilié à C..., entre le 24 juillet 1899 à l'Asile de Montpellier.

Antécédents héréditaires : Grand-père paternel mort à 80 ans.

Grand'mère paternelle morte d'infection puerpérale. Le père est mort à 62 ans de pneumonie. Il faisait le métier de roulier; on ne peut préciser s'il était alcoolique. .

Du côté maternel, il y a un grand-père mort d'accident, une grand-mère morte de pneumonie à 85 ans. La mère a toujours eu une excellente santé et meurt à 86 ans.

Qu'il s'agisse de collatéraux ou de descendants, il n'y a rien de particulier à signaler au point de vue mental.

Antécédents personnels : Le malade était très intelligent, d'un caractère paisible, mais légèrement alcoolique (2 litres de vin et 2 apéritifs par jour). Il y a 8 ans, il a reçu un coup de pied de cheval sur le crâne. A 32 ans il a le pied gauche écrasé dans un accident de chemin de fer. La plaie a suppuré pendant 7 ans. En dehors de ces deux accidents, M. L... n'a jamais été malade.

Histoire de la maladie : Au mois d'avril, M. L... se trouva sans travail à la suite du départ de la compagnie qui l'employait; il devint inquiet, restait pensif, changeait sans cesse de place. Il refusait d'aller travailler dans une autre magasin et répondait avec brusquerie.

Une nuit, le malade poussa des cris et s'écria qu'il étouffait, qu'il ne voulait plus retourner dans son magasin. La famille a remarqué qu'il avait des mouvements convulsifs dans la moitié droite de la face pendant son agitation. Le malade ne paraît pas avoir eu d'hallucinations. Il se plaignait seulement de cauchemars. Le lendemain, nouvelle crise d'agitation. Le malade refusait quelquefois de manger. Il fut envoyé dans sa famille à Uzès. L'agitation continua; il refusait de répondre, ou prétendait qu'il allait mourir. Il disait parfois que l'air lui manquait. M. L.. Auguste rentra à C... 12 jours après. Il avait toujours l'idée qu'il allait mourir et refusait de manger. Il s'agitait jour et nuit. Comme cet état persistait, le malade fut envoyé à l'hôpital de C... le 13 juillet. Là, le médecin-chef établit un certificat d'aliénation mentale et le fit entrer à l'Asile le 26 juillet.

A la Clinique, il se rend parfaitement compte de l'endroit où il se trouve. Il déclare qu'il n'est pas aliéné, mais avoue qu'il a des idées noires. Il lui semble qu'il va mourir, entend des voix, qui lui disent un peu de tout. Son intelligence, sa mémoire sont entièrement conservées. Il reste ainsi calme, triste et refuse souvent de s'alimenter jusqu'au mois d'août.

A ce moment, il se met à manger plus volontiers et explique son délire. Il n'est capable de rien, ne gagne pas ce qu'il mange, est à la charge de tout le monde. Il voudrait mourir, car au moins il aurait fini de souffrir. Il n'a pas cependant l'idée de se détruire. Il sent que sa tête n'est plus la même ; on y a mis quelque chose, *ou bien on y est venu*. Ce sont des diables ou des bêtes. Il ne sait pas ce que c'est, ni comment ils sont venus. Il croit bien que ce sont des diables, qui se poursuivetn dans sa tête ; il les sent s'agiter. Il est sans doute damné, ne sait pas pourquoi, entend des voix « comme des cauchemars ». On ne peut le faire préciser. Il a des cauchemars pendant lesquels il voit du sang, du feu, des animaux. Dans le nez, il sent un peu de tout.

M. le Professeur Mairet note ainsi la situation du malade : « Les réponses sont lentes à venir, en tout ce qui concerne les idées délirantes. A côté de quelques idées spéciales, qui ont émergé du fond de tristesse, ce qui domine c'est un sentiment vague et inexplicable d'inquiétude et d'angoisse. Le malade se sent très malheureux, sans pouvoir dire pourquoi, mais il n'existe pas d'auto-accusation, ni d'idées de suicide ; quelques idées de *changement de personnalité*, puisqu'il s'imagine que sa tête n'est plus la même, et qu'il y est entré des diables. Les perversions sensorielles sont peu nettes, et peu accusées ».

Cette tristesse et ce dédoublement de la personnalité ne font que s'accentuer. Le malade y revient sans cesse. Interrogé le 11 août 1899, il déclare que les cauchemars qu'il a jour et nuit lui font supposer qu'il a des diables dans la tête. Les diables lui prennent son intelligence, le font penser à des choses mauvaises (qu'il ne veut expliquer). Nuit et jour, il voit des diables devant les yeux. Il y en a de grands et petits.

Absorbé dans ses idées tristes, le malade refuse de manger. Il tombe dans la stupidité. Son état physique va en déclinant. Une pneumonie se déclare et il meurt le 27 septembre 1899 après trois mois d'internement.

Observation XXIV

Lypémanie anxieuse. — Hystérie

Mlle Marie D..., 33 ans, journalière, née à Lo..., domiciliée à Montpellier, entre d'office le 10 septembre 1895.

Antécédents héréditaires : Grand-père maternel mort à 86 ans, de suffocation; grand'mère maternelle morte à 84 ans. Tous deux ont eu une excellente santé. La mère est morte à 63 ans d'une maladie de cœur. Elle était sujette aux rhumatismes. Le père, âgé de 74 ans, est vif, têtu, original; sa santé est excellente.

La malade a quatre sœurs mariées et un frère; tous sont en excellente santé.

Aucune tare alcoolique ou syphilitique n'est signalée parmi les ascendants.

Antécédents personnels : Mlle D... a eu la variole à 8 ans. Réglée à 14, les menstrues ont toujours été peu abondantes. A 18 ans, elle a été atteinte de troubles nerveux, à la suite d'une frayeur. Elle se croyait sur le point de mourir. Il y aurait peut-être eu de légères idées de persécution. Ces troubles ont duré trois mois. A 30 ou 31 ans, surviennent des névralgies nocturnes avec gonflement d'une moitié de la figure; des crises de nerfs se sont produites. Elle crispait et tordait ses bras et ses mains, elle avait aussi des accès de pleurs.

Histoire de la maladie : En décembre 1894, les crises signalées dans les antécédents devinrent plus fréquentes. La nuit, elle entendit des voix, qui lui dirent qu'elle avait manqué sa vocation, qu'elle devait se faire religieuse. Elle vit sa mère, qui se mit à lui parler. Elle sentait comme un feu dans le corps. Parfois elle voyait le démon. Les voisins lui voulaient du mal. Aussi songeait-elle à se suicider, mais la crainte de souffrir toute l'éternité la retint.

Ces troubles délirants amenèrent cette malade à l'Asile des aliénés, où elle entra le 10 septembre 1895.

Evolution de la maladie : La malade est amenée à la Clinique des maladies mentales. C'est une personne de taille moyenne. La face est pâle, avec anémie intense des muqueuses. La physionomie exprime une grande tristesse et de l'abattement. Mlle D... présente des signes physiques de dégénérescence (asymétrie faciale, oreilles mal ourlées, dents irrégulières et mal plantées, léger prognathisme de la mâchoire inférieure).

Elle déclare qu'on l'a amenée, parce qu'on ne pouvait la garder chez elle. Elle criait parce qu'elle voyait la position où elle se trouve. Le bon Dieu l'a rejetée. Elle est damnée; elle ira en enfer. Elle le sait, parce qu'elle en a vu des preuves. Pendant une nuit, elle a vu le bon Dieu, sous la forme d'un homme jeune : il lui a dit « qu'il l'avait maudite. Elle pouvait aller où elle voudrait; c'était fini. Il la rejetait de sa présence. » Cette scène n'a duré qu'un instant. Antérieurement à ce fait, elle a vu un « Ecce homo » ainsi que Pilate le présente au peuple. Jésus lui a dit de rester à son travail et de se soumettre par pénitence. Il lui a fait voir la Sainte-Famille, saint Jean, prèchant dans le désert. Malheureusement elle a entendu une voix qui lui disait : « Il faut trop souffrir ». C'était le diable qui parlait. Elle ne s'est pas soumise et depuis Dieu n'est plus le même pour elle. En vain a-t-elle prié, rien n'y fait.

Elle ne pense qu'à cela, et ne peut réagir; elle est enchaînée. Elle n'a qu'une idée fixe : elle est perdue. Auparavant, le diable lui donnait de mauvaises idées : il la décourageait dans son travail; il lui envoyait des douleurs terribles dans le dos, dans les membres, dans la tête. Maintenant elle n'a plus rien, mais n'est plus la même. Elle n'est bien nulle part. Lorsqu'elle se regarde dans une glace, elle se trouve « irréconnaissable ». Elle est possédée du démon, mais ne peut dire, si elle est le démon même. Il lui a saisi le cœur, et ne bouge pas de là. Le diable ne lui parle pas; elle ne le sent pas sur son corps, Une seule fois, il a sauté sur son lit, et l'a prise à bras-le-corps. Il ne paraît pas y avoir d'érotisme.

Suivie dans sa vie journalière, la malade se montre telle qu'elle s'est présentée à la clinique. Elle est calme, travaille bien, obéit aux infirmières. Elle est tracassée par l'idée de damnation. Elle ne voit pas le diable, mais a l'idée qu'elle est maudite. Cette idée ne peut venir que du démon. Du reste, elle trouve qu'elle a changé complètement : sa figure, sa conversation, ses manières, sont d'une personne complètement étrangère à elle-même. C'est pourquoi elle ne sait pas si elle est le diable; elle ne peut l'affirmer. Elle peut prier, mais sent que « c'est froid »; elle est portée à ne pas prier.

Cependant au mois d'octobre, l'état de Mlle D... Marie s'améliore Il lui semble que c'étaient des idées qu'elle se formait. Elle était possédée et a vu le démon. Elle ne sait trop d'où cela vient. Il n'y a jamais eu personne comme cela dans la famille et elle donne des renseignements sur celle-ci. Sa quatrième sœur est très dévote, et c'est sur son désir qu'elle ne s'est pas mariée, ce qui lui a occasionné de très vifs chagrins.

Après quelques jours de calme, l'inquiétude avec surexcitation s'empare de la malade. Elle pleure, gémit, dit constamment qu'elle veut partir.

Durant le cours du mois de novembre, ses idées deviennent plu raisonnables et elle décrit toute l'évolution de son délire. C'est au mois de décembre dernier, c'est-à-dire il y a près d'un an qu'a débuté sa maladie. Elle est tombée dans un état d'abattement à la suite d'une grande contrariété. Au mois de mai, elle a eu une crise d'étouffement avec sensations de brûlures ou de piqûres. Au bout d'un quart d'heure l'étouffement disparut, mais d'autres sensations persistèrent deux jours. Au mois de juin à la suite de préoccupations de famille, elle a eu comme une peur. Le soir en se couchant elle avait une sensation de serrement à la taille, avec paralysie de la langue. Elle ne pouvait parler.

Elle a eu ensuite la sensation d'être toujours suivie par quelqu'un. Elle croyait que c'étaient des morts. Au bout de queques jours ces troubles disparaissent, mais la fatigue, l'abattement restent intenses. Elle a la tête lourde, encerclée, comme s'il y avait une couronne autour. L'abattement devient tel, que la malade est obligée d'abandonner son service au mois d'août. Elle va successivement habiter chez plusieurs tantes. L'ennui, le découragement la reprennent ainsi que la diminution de la volonté. Elle était retenue par quelque chose, si bien que plus tard, elle s'est demandée si ce n'était pas par le mauvais esprit.

Enfin l'idée que le bon Dieu l'a abandonnée et qu'elle est possédée du diable s'empare de son esprit. Elle lutte contre cette idée, mais de plus en plus difficilement et finit par succomber. La malade va de mieux en mieux, lorsque, le 21 décembre 1895, elle s'évade.

Ramenée à l'Asile le 15 janvier 1896, elle déclare qu'elle est partie parce qu'il lui tardait de s'en aller. Elle dit qu'elle est triste de se voir enfermée. Elle nie toute idée démonomaniaque. Comme il y a une certaine amélioration, elle est rendue à ses parents, qui la réclament, le 19 janvier 1896.

Après une assez longue période satisfaisante, la malade est reprise par son délire et rentre *à l'Asile le 6 juillet* 1904 avec un certificat du médecin qui conclut à une lypémanie anxieuse avec idées démonopathiques.

A la Clinique, elle se présente avec l'habitus extérieur d'une lypémaniaque. Elle est triste, pensive, préoccupée. Le front est soucieux, plissé. La malade regarde tout le temps à terre et parle avec lassitude.

Elle déclare elle-même que « c'est toujours la même chose ». Elle se sait éloignée de Dieu, ce qui indique une punition, une malédiction. Quand elle prie, ses prières ne lui produisent plus la même impression de sincérité qu'autrefois. Aussi ne prie-t-elle plus, de peur d'augmenter les sacrilèges qu'elle a commis. C'est à cette impossibilité de bien prier, qu'elle a reconnu que Dieu se retirait d'elle. Il faut qu'elle ait commis des fautes bien graves pour être si cruellement punie, et pourtant elle n'a jamais cherché qu'à faire de bonnes actions. D'après les cancans, les racontars, elle servait chez des maîtres qui n'avaient pas une vie régulière et qui auraient commis des saletés. Elle se disait qu'il fallait qu'elle y reste, pour vivre, et que du reste la place était bonne, tranquille. N'empêche, elle avait des scrupules. Une nuit elle entendit du bruit. Elle eut une peur terrible, se leva et s'enfuit dans sa cuisine, où elle demeura plus morte que vive pendant plusieurs heures. C'est surtout à partir de ce moment que Dieu s'est retiré d'elle. Pour la punir, il a fait pénétrer un démon dans son corps. C'est lui qui la pousse à crier, à chanter, à briser, à frapper ses parents; et cependant Dieu sait si elle voudrait leur éviter de la peine. Quelquefois elle se demande, si elle n'est pas changée en bête.

Sauf un goût de soufre dans la bouche, la malade ne paraît pas avoir d'hallucinations. Le fond intellectuel est conservé. Des signes d'hystérie, qui semblent n'avoir pas été recherchés à la première entrée, sont assez nets. Le côté droit du corps est plus sensible que le gauche. De même pour le pharynx, ce qui fait que le réflexe persiste lorsqu'on introduit l'abaisse-langue sur la ligne médiane. Il existe des zones hystériques mammaire et ovarienne gauches.

Les idées délirantes de Mⁱˡᵉ D... produisent une grande anxiété, avec agitation. Tous les rapports du service indiquent qu'elle est surexcitée, inquiète, qu'elle tracasse les autres malades. Elle s'affaiblit peu à peu. Son état physique devient mauvais. Comme elle nie la plupart de ses idées délirantes, Mⁱˡᵉ D..., est rendue à ses parents, le 28 septembre 1904.

Chez elle, elle est d'abord calme, puis son délire reprend de plus belle. Elle crie toutes les nuits, se croit persécutée, poursuivie par des démons. Les parents ne peuvent la garder et la renvoient à l'Asile, le 5 décembre 1904.

La malade se présente à la Clinique inquiète, préoccupée. Elle déclare qu'elle sent « un vide » en elle. Cette sensation de vide lui fait croire que Dieu s'est retiré d'elle. Elle voudrait bien revenir à lui. Elle se croit possédée du démon, mais elle n'en est pas sûre. C'est ce sentiment de vide et d'abandon qui la fait conclure dans ce sens. La malade développe cette idée que sa volonté est désemparée. « Quand je voulais faire quelque chose, je ne pouvais m'y décider. J'étais glacée, paralysée, dans un état d'indifférence. Dieu est très éloigné de moi; cet éloignement me fait souffrir. J'ai des scrupules. » Elle indique un certain nombre de ces scrupules. Il a existé en outre de l'agoraphobie, de la phobie du contact. Elle est assaillie de doutes nombreux. Elle n'a pas d'hallucinations, sauf un goût de soufre dans la bouche, qui est constant, et qui est interprété dans le sens de possession démoniaque. Il n'y a pas de démence.

Dans tous les interrogatoires suivants, elle insiste sur ce fait qu'elle se croit damnée. Ce n'est pas une voix qui le lui a dit, ce n'est pas une vision, mais parce qu'elle sent « un vide » en elle. Elle ne peut rendre compte de la nature de ce vide, mais elle explique bien qu'elle ne se sentait plus la même. « Je ne me sentais pas la même en moi », dit-elle. La confession lui donne un sentiment de bien-être, qui malheureusement ne dure pas. En dehors du vide, elle n'a pas eu d'autre sensation, pas de vision, pas d'apparition.

Elle explique que l'inquiétude a précédé l'idée de damnation et de possession démoniaque. Elle dit très nettement qu'elle peut prendre une détermination, vouloir, donner un ordre, mais elle est arrêtée par l'idée que le démon ne veut pas qu'elle le fasse.

Le 20 décembre 1904, une modification dans la direction du délire se produit chez Mlle D... La malade est poursuivie à l'Asile par une grande frayeur. Elle a peur qu'on lui fasse du mal et croit que ce sont les médecins, qui doivent lui en faire. Elle se voit dans les mains des docteurs, exposée à toutes sortes de choses, sans que ses parents puissent la défendre. Elle a surtout l'idée qu'on veut lui faire absorber du poison ou « quelque chose d'analogue » dans le but d'en finir. Elle est en état constant de peur, d'appréhension. Cependant, sous l'influence du raisonnement ou par les paroles rassurantes de M. le professeur Mairet, elle finit par se calmer pendant un certain temps.

Son délire évolue ensuite vers cette direction de peur. La malade est toujours inquiète, agitée, mais elle ne croit plus être damnée, elle n'est plus possédée. Elle ne songe qu'à s'évader.

Lentement cette inquiétude, cette peur, diminuent d'intensité puis disparaissent complètement. Aussi peut-on la faire sortir le 19 octobre 1905.

OBSERVATION XXV

1re entrée : Manie. — 2e entrée : Lypémanie.

Mme M... Elisabeth, 41 ans, sans profession, née et domiciliée à Montpellier (Hérault), entre à l'Asile à trois reprises différentes.

21 *octobre* 1876 : Sur cette crise on n'est renseigné que par les certificats du médecin de la famille et du médecin de l'Asile. Les idées démonopathiques sont constatées, mais n'ont pas été suivies. En effet le médecin écrit :

« Je soussigné, professeur agrégé à la Faculté de Médecine, certifie que Mme T... est atteinte de manie aiguë avec hallucinations et illusions. Elle est agitée surtout pendant la nuit..... Elle a des visions nocturnes et prétend qu'on la déshonore. Elle attribue à des gens qui passent dans la rue, des intentions mauvaises à son égard. Elle voit *le démon* ou des personnes qui l'entourent habituellement, prend le médecin pour le curé, veut ôter de ses mains des gants qu'elle n'a pas. Tantôt elle se tient immobile et absorbée, tantôt elle court, ou bien s'enferme dans des endroits retirés pour faire de longues prières, ou *crie au démon* ou aux revenants. Il est impossible de fixer la date où cet état a commencé. »

Le diagnostic du médecin de l'Asile est « manie avec indocilité, et actes bizarres ». Quelle a été l'évolution de son délire ? Il ne reste dans son dossier aucune trace du certificat de sortie qui renvoya chez elle Mme T... Elisabeth, le 10 juillet 1877, à la suite d'un séjour de près d'un an.

La malade reste pendant quatre ans hors de l'Asile. Elle est tranquille mais se livre à des actes religieux exagérés et passe ses journées à l'église.

Le jour de Pâques 1881, elle se remet à divaguer. Elle croit son mari mort depuis cinq ans. Elle prend une personne pour une autre dit que les morts ont ressuscité, que le bon Dieu viendra sur la terre, et que nous ne mourrons pas, déclare que nous sommes à la fin du monde. Elle ne voit pas d'êtres surnaturels, n'aperçoit ni Dieu, ni le diable, mais se souvient d'avoir vu le Satan lors de sa dernière maladie. Un soir elle s'éveille et dit à sa cousine : « Entends ce bruit ; tous les tombeaux s'ouvrent, les morts ressuscitent. »

Ses idées délirantes l'agitent beaucoup. Elle ne veut rien faire, oublie de manger, sort à tout instant pour aller parler religion avec des amis, ou va prier à l'église. Quelques jours avant son entrée à l'Asile, elle ne veut plus son scapulaire. Elle prend toutes les personnes qu'elle voit pour *des diables*, ou pour le bon Dieu.

Là s'arrêtent les renseignements qui ont été pris au moment de la deuxième entrée, c'est-à-dire, le 29 novembre 1881.

Pendant la durée de cette crise, l'histoire de la malade est réduite aux divers certificats d'entrée, semestriels, et de sortie. Elle rentre avec le diagnostic d'excitation maniaque avec perversions sensorielles.

Le certificat semestriel porte : « Perversions sensorielles variées, afférentes à la vue, et surtout à la sensibilité générale ; excitation maniaque consécutive, à prédominance religieuse et érotisme. »

La malade devient assez calme pour que le médecin chef puisse signer sa sortie le 30 juin 1882.

23 janvier 1885. Mlle M..., rentre à la Clinique des maladies mentales. M. le professeur Mairet a pris la direction du service, ce qui nous permet de retrouver dans le dossier les observations, et les rapports quotidiens. La forme de la névrose a changé ; il s'agit de lypémanie, mais le fond est toujours le même. La malade a un délire religieux avec prédominance d'idées démonopathiques.

Les rapports quotidiens de 1885 à 1890 indiquent qu'elle ne veut pas travailler, ni parfois manger. Elle parle toutes les nuits. A d'autres moments elle se roule par terre, ou chante. A partir de *novembre* 1890, nous pouvons décrire le délire de la malade.

Mme T... dit que l'esprit malin la possède, depuis quatre ans qu'elle est ici. Il lui tire le corps, mais ne peut lui « désemparer » les pieds et les mains. Le diable s'est servi d'elle pour défigurer M. S... Il lui fait des piqûres. Elle souffre le martyre. Il n'y a pas d'excitation génésique. Le démon l'empêche aussi de parler, lui lie la langue. (Il y a en effet un peu de paralysie de cet organe, consécutive à une attaque.) A cause de l'esprit malin, elle ne peut plus aimer. Le bon Dieu lui dit que, pour se débarrasser du démon, elle doit aller trouver l'abbé X.... Elle veut qu'on lui bande les yeux, qu'on la tue et elle ressuscitera alors sous la forme d'un gardien. Les rapports quotidiens signalent qu'elle parle toutes les nuits.

En mars 1891, elle est encore dans le même état, et se croit possédée par le démon qui lui parle par les deux oreilles. Cette voix vient de la terre. Le démon la possède comme femme. Il lui donne des coups de canif; il lui a percé la figure. Elle est défigurée.

Entrée peu à peu dans la démence, le délire devient niais et décousu, mais il reste toujours le même dans le fond. Elle est un ange parce qu'elle est pure. Cela n'empêche pas que le démon l'a beaucoup tracassée. Elle l'a eu dans son corps. Il lui a donné « des mouvements dans la nature », comme si son mari était avec elle. Maintenant elle ne le sent plus. Elle ne voit jamais ni le bon Dieu, ni le démon. Elle demande avec insistance une bague qu'elle prétend avoir eu en sa possession ; il faut qu'on la lui rende, ou qu'on la lui remplace.

L'état de la malade reste celui d'une démente jusqu'au 23 mai 1898, date de sa mort.

OBSERVATION XXXVI

Manie avec idées lypémaniques et hallucinations diverses

Mme F... Louise, épouse A..., 34 ans, ménagère, domiciliée à B... (Hérault), entre d'office le 29 avril 1892 à l'Asile de Montpellier.

Les antécédents héréditaires de la malade sont peu connus. On sait seulement que le père est mort paraplégique à 75 ans, la mère d'une lésion thoracique à 70 ans. L'un et l'autre étaient intelligents.

Les antécédents personnels nous donnent la malade comme une personne à intelligence assez vive, mais peu cultivée. Elle était poussée vers une dévotion exagérée surtout depuis deux ans. En douze ans elle a eu six accouchements normaux. Tous les enfants sont nés vivants et bien conformés. Deux sont morts, l'un de diphtérie, l'autre de cholérine.

Histoire de la maladie : En juillet. la malade a accouché d'une façon tout à fait normale; les suites de couches n'ont rien laissé à désirer. Vers le mois de janvier, elle a eu des maux de tête avec douleurs abdominales épigastriques et rachialgie, qui l'ont obligée à rester au lit.

Dans le courant du mois, dans la nuit du 4 avril, la malade refuse brusquement de se coucher et se met à prier. Elle déclare qu'il faut prier la Sainte Vierge, saint Joseph, le bon Dieu et qu'il faut leur demander pardon.

A partir de cette nuit-là, survient chaque jour une crise nerveuse, qui dure environ 2 heures. Elle pleure, chante des psaumes et divers chants religieux. Dans l'intervalle, elle est abattue, silencieuse, dort, ou fait semblant de dormir. Elle ne demande ni à manger, ni à boire, mais accepte les aliments qu'on lui offre. Dans les crises, l'agitation est parfois telle qu'il faut employer la camisole de force.

Amenée à la clinique des maladies mentales, le 30 *avril*, Mme F... a une démarche fatiguée. Elle est pâle, maigre, les yeux sont battus; le front est un peu chaud; la face présente des rougeurs violacées. La malade a une asymétrie faciale très nette avec prognathisme inférieur. Les muqueuses sont décolorées. Le pouls est lent et dépressible. Elle déclare qu'elle ne sait pourquoi on l'a amenée à l'hôpital. Elle est à Montpellier. Elle raconte qu'à confesse le curé l'a renvoyée en lui disant d'aller faire son examen de conscience. Elle a eu peur. Elle voulait prier Dieu, mais elle ne pouvait. Elle a entendu des bruits vagues, qu'elle ne peut définir. Elle suppose que le curé lui a envoyé de l'électricité, ce qui la fait trembler. Pendant ses accès, il lui semblait qu'on allait lui faire mal. Elle souffrait de la tête et avait de mauvaises odeurs dans les narines.

Pendant l'interrogatoire, elle se sent troublée; il ne lui semble pas cependant qu'on veuille lui faire du mal. Elle a entendu le diable, mais elle ne l'a pas vu. Il lui a peut-être donné de mauvaises idées. Elle veut prier le bon Dieu, pour lui demander pardon de ses péchés de jeunesse. Depuis un mois qu'elle est malade, elle sent parfois le sang lui monter à la tête. Elle est surexcitée, énervée. Elle s'est rendue compte que c'est l'allaitement qui l'épuisait. Maintenant elle se sent encore faible. Elle a des hallucinations visuelles. Elle voit du rouge, du bleu, du violet, des objets colorés, des peintures. Elle retrouve difficilement ses idées.

Dans la suite, la malade présente un délire tranquille, peu marqué, à direction religieuse avec hallucinations. Elle se demande si ce n'est pas le démon qui lui envoie de mauvaises odeurs, qui la pousse par les épaules. C'est lui qui lui donne des pensées mauvaises. Elle le sent la nuit, dans le bas-ventre, comme « si c'était un serpent vert ». Elle l'a senti peser sur elle la nuit ; il essayait d'introduire sa verge. Elle déclare avoir des moments où elle se sent bien, d'autres où elle est moins bien. Elle ne peut s'empêcher de penser au mal.

La malade reste ainsi entre Dieu et la Sainte Vierge, qu'elle prie, et le diable qui la pousse au mal.

Le délire est ainsi calme et tranquille ; aussi, malgré la persistance de son état délirant, elle est rendue le 11 octobre 1892 à son mari qui la réclame.

Observation XXVII

Mélancolie démoniaque (Krafft-Ebing)

R..., quarante-deux ans, garçon de ferme, célibataire, reçu à l'Asile le 5 février 1881, est né d'un père *ivrogne, mort aliéné*. Un frère est idiot. Le malade, fermier autrefois, avait beaucoup de peine à vivre, quand il était bien portant. Sa ferme était couverte d'hypothèques ; il la perdit en 1879 et fut obligé d'aller en condition. Il en conçut un profond chagrin et fut obligé de travailler durement, de vint faible, sans appétit, triste, mélancolique, déprimé (août 1880). Il éprouve une *angoisse* précordiale.

Le poids de ses péchés lui pèse lourdement ; il essaye de se soulager par la prière et la confession et n'y réussit point. Il s'accusait de s'être confessé et d'avoir reçu la communion alors qu'il en était indigne. En janvier 1881, il s'aperçut que Dieu l'avait abandonné et que le diable lui avait jeté un sort parce qu'il avait commis de graves péchés Il sentait alors le *diable lui monter à la gorge* (boule) ; il devint désespéré et eut des idées de suicide. Lorsqu'il fut reçu à l'Asile, on constata chez lui un catarrhe gastrique chronique, de l'emphysème, *une nutrition* très abaissée. Il sent l'oppression de ses péchés, demande un prêtre, projette de se couper la gorge parce qu'il sent un diable dedans.

La confession suivante, datée du 22 février 1881 caractérise son état mental dans les premiers temps de son entrée à l'Asile.

« Mon âme a été trop chargée de péchés, de sorte qu'en sentant ma conscience je suis devenu incertain et pusillanime : je pense en moi-même que le bon Dieu ne me pardonnait jamais ; cependant j'aimais aller à confesse, mais je n'y étais jamais suffisamment préparé ou je ne confessais pas sincèrement tout ce que j'avais à dire, ou je n'éprouvais aucun repentir de ce dont je m'accusais. Ainsi Dieu m'a éprouvé par la peur et par l'angoisse cardiaque cause de mes communions mauvaises. C'est aussi pour cette même raison que Satan se trouve dans ma poitrine, car il y avait toujours de l'inquiétude en moi. Beaucoup d'idées me tourmentent la tête, et dans mon cœur il n'y a point de repos. Ces pensées graves me rendent tout à fait fou. Je désire un prêtre pour m'aider au salut de mon âme.... »

Avec le traitement opiacé, les bains, la bonne nourriture et le vin, l'angoisse précordiale s'atténue bientôt. Le malade devient plus calme, passe des nuits à peu près supportables, se déclare malade au moral, compte sur la miséricorde divine et sur sa guérison et ne manifeste plus d'idées démonopathiques.

Au commencement du mois d'avril s'exacerbent de nouveau les symptômes d'angoisse précordiale, de boule et les sensations paralgiques dans la poitrine. Il est maintenant tout à fait en la possession du diable qui l'étrangle à la gorge (boule), le tiraille dans tous les sens (paralgies) travaille d'une manière terrible dans sa poitrine et lui oppresse le cœur (oppression précordiale). Il est souvent désespéré et s'attend d'un moment à l'autre à ce que le malin l'enlève et l'emporte en enfer. Souvent et surtout à l'apogée de son oppression anxieuse, il éprouve une impulsion à maudire et à blasphémer Dieu.

En accentuant le traitement opiacé qu'on cesse peut-être trop tôt, on ramène le tableau de la démonomanie à celui de la mélancolie religieuse, forme plus bénigne.

Il s'est confessé, a communié étant en état d'indignité, car il n'en a éprouvé aucun soulagement (anesthésie psychique); par là il a commis un vol à la divinité, il ne peut plus compter sur le salut de son âme, sa conscience lui pèse lourdement (anxiété précordiale). S'il pouvait seulement purifier sa conscience! Les sensations paralgésiques dans la gorge et dans la poitrine, autrefois interprétées dans un sens démonomaniaque, ne lui semblent plus que le ver rongeur du remords.

La fin de l'année 1881 amène avec une amélioration de l'état physique un heureux revirement dans le tableau de la maladie. Les sensations et avec elles les illusions qui s'y rattachent disparaissent; de même l'anesthésie psychique et l'angoisse précordiale.

Après une période de nostalgie douloureuse, la psychose se termine par la guérison et en juillet 1882 le malade sort de l'Asile.

Observation XXVIII (Esquirol) (1)

A. D..., âgée de 46 ans, fille de service, est d'une taille moyenne, les cheveux sont châtains, les yeux bruns, petits, la peau brune, l'embonpoint médiocre; douée d'une grande sensibilité, elle a beaucoup d'amour-propre, et a été élevée dans les principes religieux.

14 ans : première menstruation, depuis menstrues peu abondantes et irrégulières.

30 ans : D... est amoureuse d'un jeune homme qu'on lui refuse; elle devient triste, mélancolique, se croit abandonnée de tout le monde; les menstrues cessent pour ne plus reparaître; elle se jette dans une extrême dévotion, fait vœu de chasteté et se voue à Jésus-Christ. Quelque temps après, elle manque à ses promesses, les remords s'emparent d'elle, elle est damnée, livrée au diable, elle souffre tous les feux de l'enfer. Six ans se passent dans cet état de délire et de tourments; après quoi, l'exercice, la distraction, le temps, la ramènent à la raison et à ses occupations ordinaires.

A 40 ans : délaissée par un nouvel amant, D... renouvelle ses vœux de chasteté et passe son temps en prières. Un jour, étant à genoux et lisant l'Imitation de Jésus-Christ, un jeune homme entre dans sa chambre, lui dit qu'il est Jésus-Christ, qu'il vient la consoler, que si elle s'abandonne à lui, elle n'aura plus à redouter le diable; elle succombe; elle se croit pour la seconde fois au pouvoir du démon, elle ressent tous les tourments de l'enfer et du désespoir. Envoyée à la Salpêtrière, elle y reste presque toujours couchée, gémissant nuit et jour, mangeant peu, se plaignant continuellement et racontant ses malheurs à tout le monde.

46 ans : 16 mars 1813, cette femme est transférée aux infirmeries des aliénés; sa maigreur est extrême, sa peau terreuse, sa face décolorée, convulsive; les yeux sont ternes, fixes; l'haleine est fétide; langue sèche, rude parsemée de points blanchâtres; elle refuse les aliments quoiqu'elle dise être tourmentée par la faim et la soif : insomnie, pouls petit, faible; tête lourde, très brûlante à l'intérieur, extérieurement étreinte comme avec une corde; constriction très douloureuse de la

(1) Thèse de M. Hyvert, p. 25.

gorge; D..., roule sans cesse la peau du cou avec ses doigts et la repousse
derrière le sternum, assurant que le diable la tire, l'étrangle et l'empêche de rien avaler; tension considérable des muscles de l'abdomen;
constipation; sur le dos de la main droite et du pied gauche, une tumeur
scrofuleuse.

Le diable lui a placé une corde depuis le sternum jusqu'au pubis, ce
qui empêche la malade de rester debout; le démon est dans son corps,
qui la brûle, la pince, lui mord le cœur, déchire ses entrailles; elle est
entourée de flammes, au milieu des feux de l'enfer qu'on ne voit pas;
personne ne peut croire cela, mais ses maux sont inouïs, affreux,
éternels; elle est damnée, le ciel ne peut avoir pitié d'elle.

Avril 1813. Diminution des forces; la malade ne voit pas les personnes qui l'approchent; le jour lui paraît une lueur, au milieu de laquelle
errent des spectres et des démons qui lui reprochent sa conduite, la
menacent et la maltraitent. Elle repousse toute consolation, s'irrite si
on persiste. L'assistance des ministres de la religion est inutile; les
secours de la médecine sont rejetés; cette maladie ne s'étant jamais
vue, les hommes ne peuvent rien; il faudrait une puissance surnaturelle.
D... maudit le diable qui la brûle et la torture; elle maudit Dieu qui l'a
précipitée dans l'enfer.

Mai 1813. Marasme, membres abdominaux rétractés sur l'abdomen, chute des forces, quoique la malade répète qu'elle ne peut
jamais mourir. — 25 mai. Langue brune, chaleur âcre, respiration difficile, soif, pouls petit, concentré. — 30 mai. Pieds enflés, frissons irrégu-
liers et cependant D... brûle; gémissement luctueux. — 6 juin.
Dévoiement séreux, pieds enflés, par moments les pommettes sont
très colorées, la langue est noire, la peau terreuse, le pouls très
petit, fréquent. — 12 juin. Prostration, escarre du coccyx, même
délire. — 15 juin. Aphonie, respiration fréquente, pouls à peine sensible, mêmes gémissements, même délire, même conviction de ne pas
mourir. — 22 juin. Mort à sept heures du soir; depuis deux jours.
D... ne pouvait exécuter aucun mouvement, et n'avalait plus rien. —
24 juin. Autopsie cadavérique : marasme, pieds œdématiés, membres
abdominaux rétractés, escarre au coccyx et au sacrum.

Observation XXIX (Arsimoles) (1)

Un cas de mélancolie anxieuse

Mme P..., tailleuse, 60 ans, mise en observation à la clinique des maladies mentales de Toulouse, le 11 octobre 1904.

Père très alcoolique mort à 72 ans.

Mère morte jeune, de suites de couches.

Une cousin de Mme P..., qui s'était marié avec sa sœur, est devenu alcoolique pour oublier le chagrin que lui causait l'inconduite de sa femme. Il dut être interné à Braqueville. Il n'y a pas dans la famille d'autres cas d'aliénation.

La malade a souffert de coliques hépatiques vers l'âge de 20 à 26 ans. Elle était mariée à ce moment. En 1870 son mari est mort tuberculeux; elle en ressentit une vive impression. En 1871 elle se remaria avec M. P... Cela explique que nous ne puissions avoir de renseignements précis sur la première partie de l'existence de notre malade. Pas d'enfants de ses deux mariages.

Il y a quelques années, elle avait des migraines fortes et fréquentes. Le mari les explique par le surmenage dû à sa profession qui l'obligeait à passer des nuits au travail. Elle a eu des attaques d'hystérie nombreuses. Ménopause à 42 ans.

Il y a cinq ans (à l'âge de 55 ans), atteinte très forte de rhumatisme aigu généralisé, qui a duré un mois. Le salicylate de soude, donné « larga manu », avait provoqué des troublescérébraux marqués (amnésie, bourdonnements d'oreille et surdité) qui disparurent assez lentement.

L'attaque de rhumatisme laissa des lésions cardiaques, traduites par de l'arythmie, avec éréthisme du cœur; après traitement par la trinitrine, les symptômes ont disparu.

En janvier 1904, M. P... est atteint de congestion cérébrale; un médecin appelé réserve son pronostic; puis comme l'état mental empirait, déclare qu'il est perdu. Cet arrêt provoqua chez sa femme une violente émotion. Mme P..., épouvantée, quitte aussitôt Paris et

(1) Archives générales de médecine, 1906, p. 790.

amène son mari à Toulouse. Arrivée là, elle commence à devenir triste, taciturne et à s'ennuyer profondément; à mesure que l'état de son mari s'améliorait et qu'il se dirigeait vers la guérison, elle regrettait de l'avoir conduit à Toulouse, et aurait voulu qu'il mourût pour n'avoir pas à subir ses reproches au sujet de ce déplacement. L'été venu, elle voulait rentrer à Paris.

Pour la distraire, son mari l'amène faire une saison aux eaux d'Encausse; là, son état de dépression a continué à s'aggraver : Mme P... pleurait fréquemment et s'ennuyait à mourir. Attitude accablée, prostrée, dont on la tirait avec difficulté.

A son retour à Toulouse, des *scrupules* sont apparus et la malade va trouver un prêtre pour lui faire sa confession. Mais l'absolution reçue ne suffit pas à la délivrer de son anxiété; ayant communié ensuite, elle s'accuse d'avoir commis un énorme sacrilège; dès lors le démon est entré en elle. Elle a échafaudé à ce moment — il y a environ trois mois — un délire de possession : le démon s'était emparé de son esprit, de ses pensées; c'est lui qui parlait par sa bouche, qui pensait à sa place. Elle voulait que son mari la fasse exorciser; elle-même supplie les prêtres de la délivrer du démon. De leur refus déguisé elle a conclu qu'ils la trouvaient trop coupable et qu'ils ne voulaient pas l'empêcher d'aller en enfer, où elle mérite d'être précipitée pour ses crimes.

La mélancolie est à ce moment installée; la douleur morale est le phénomène primordial; elle est accompagnée de conceptions délirantes de culpabilité et de démonopathie.

Lorsque nous sommes appelé auprès de Mme P..., le 10 octobre, nous la trouvons dans un état d'agitation extrême qui existe depuis déjà quelques jours, agitation en rapport avec l'intensité des conceptions délirantes. Mme P... déclame plutôt qu'elle ne raconte, avec une mimique tragique : elle est entourée de serpents qui rampent sur son lit et qui vont lui faire subir d'atroces tortures. Elle voit des rivières de sang; elle-même a les mains rouges du sang de ses victimes, sa vie n'est qu'un tissu de crimes, elle « a tué le monde » et n'a cessé de tuer depuis que le monde existe; elle a crucifié Notre-Seigneur; il n'y a plus une âme vivante sur la terre, et c'est par sa faute; les personnes qu'elle voit autour d'elle ne sont plus vivantes : ce sont des cadavres qui marchent. M. P... était son mari, mais il ne l'est plus, puisqu'elle l'a tué. D'ailleurs elle a aussi tenté Adam et Eve. Elle souffre pour tous les crimes qu'elle a commis et voudrait cesser d'en commettre ; mais elle sent qu'elle ne peut pas. Pour que tout le monde puisse vivre, il faut qu'elle meure. Sous l'empire de cette idée, elle a cherché à se suicider en s'empoisonnant, puis en se jetant par la croisée. On n'a pu éviter un accident que par une surveillance très étroite et attentive.

C'est dans cet état que Mme P... entre à la clinique le 11 octobre 1904 avec troubles vaso-moteurs, insomnie, troubles digestifs (langue très saburrale, constipation).

Le 13, l'agitation a diminué d'une façon sensible. Anxiété au même degré. La malade nous raconte avec exactitude ses antécédents, d'un ton calme, tranquille et très naturel ; mémoire conservée. Ce calme est de courte durée ; elle ne tarde pas à extérioriser de nouveau ses idées délirantes, qui sont continues. Elle sait quels supplices nous lui réservons : nous allons l'enfermer dans un trou noir rempli de serpents et de rats où elle va beaucoup souffrir ; mais elle ne nous en veut pas, parce que nous ne pouvons pas faire autrement. Si nous essayons de protester, elle nous arrête d'un geste en disant que nous la croyons folle et que nous ne voulons pas lui faire de peine ; mais elle n'est pas folle et sait bien ce qu'elle dit. Si le lendemain nous abondons dans son sens, elle nous fait la même réflexion : il est inutile d'essayer de dire comme elle, car elle se rend bien compte qu'elle n'est pas folle.

Le moindre événement, la moindre parole, le moindre geste lui sont matière à alimenter son délire : un administrateur des hospices qui traverse la salle est le commissaire de police qui vient l'enfermer ; nous donnons des ordres à voix basse pour qu'on la fasse souffrir. On va la tuer ; elle entend les préparatifs de son supplice, elle va monter sur l'échafaud. Au dîner, elle mange avec appétit : elle le peut bien, pour le dernier repas qu'elle fait.

Insomnie avec agitation.

Traitement opiacé (0 gr. 10 d'extrait thébaïque), qui procure du calme, sinon du sommeil, pendant plusieurs nuits.

A l'examen de la sensibilité, celle-ci est normale au toucher et à la douleur dans les membres ; au niveau de l'abdomen, elle est exagérée ; quatre ou cinq jours après, au contraire, la sensibilité de l'abdomen est normale ; on constate, dans les membres, de l'analgésie à l'épingle ; la malade se pique elle-même au bras pour montrer qu'elle ne sent rien. Elle présente des paresthésies marquées : sensation de brûlure quand on la touche ; si on pince légèrement la peau des membres, elle accuse une douleur très vive. Quand on saisit le coude ou qu'on touche l'épaule, elle se plaint qu'on désarticule ses membres. Elle prétend souffrir de la hanche gauche parce qu'on la lui a coupée.Elle présente des idées délirantes d'origine génitale : elle a un double sexe.

Vers le 20 octobre, son état commence à empirer, bien qu'elle soit un peu moins agitée. L'insomnie est complète, malgré l'emploi d'hyoscine. Des troubles vaso-moteurs apparaissent au visage et aux extrémités qui présentent des marbrures violacées. Mme P... nous demande de l'aider à expliquer ce qui se passe en elle. Elle a une double vie ; dans l'une, elle a 60 ans, elle voit son passé pathologique, qu'elle détaille avec exactitude ; cette vie est normale et ressemble à celle de tout le monde. Son autre existence remonte au commencement du monde et ne doit jamais finir ; dans celle-ci, elle a commis tous les crimes de la terre, mais elle ignore comment, où, et quand. Elle ne peut pas s'empêcher de commettre des assassinats, puisqu'elle ne les voit pas s'accomplir ; elle sait seulement qu'elle a tué, elle le sent ; d'ailleurs elle a des mains de criminelle. C'est cette deuxième vie qui est la vraie, bien que moins lucide.

La malade a des illusions visuelles ; elle prend la sœur du service pour une religieuse qu'elle a connue autrefois. Les personnes de la salle sont connues d'elle ; après un travail mental de plusieurs jours, elle leur donne des noms, retrouvés dans sa mémoire, de personnes qu'elle a connues. Elle a tué toutes ces personnes et s'en étonne, parce qu'elles ne lui avaient rien fait.

Les illusions sensorielles et les hallucinations de tous les sens deviennent de plus en plus nombreuses et aggravent la douleur morale.

Au début, elle prend une malade couchée dans un lit voisin, pour un homme ; elle voit du monde qui s'habille dans un cabinet à côté de la salle ; elle voit doubles les grilles des fenêtres. Une petite tache sur le drap de son lit est pour elle une tête.

Illusions de l'ouïe (une maniaque placée dans une chambre voisine de la salle commune pousse des cris et prononce des paroles incohérentes ; elle croit entendre parler de gens qu'elle connaît et à qui on a fait du mal).

Les hallucinations du goût et de l'odorat, qui lui font prendre du lait pour du sang, les liquides pour du phénol, la viande pour de la chair humaine, entraînent une sitophobie marquée, qui oblige à gaver la malade. Au bout de quatre jours de ce mode d'alimentation, la malade mange de nouveau par crainte de la sonde. Mais la sitiophobie est presque aussi marquée : la malade a des nausées à chaque bouchée de nourriture.

Le traitement (repos au lit, laudanum) reste inefficace. Agitation très marquée pendant plusieurs jours.

Elle reçoit son mari, mais ne le reconnaît pas : ce n'est pas son mari; cependant elle se sent poussée vers lui. Lorsqu'il est parti, elle reconnaît que c'est lui et souffre de l'avoir laissé partir ainsi. Le lendemain elle s'accuse de l'avoir tué; elle voit sa tête suspendue aux branches d'un arbre.

Dans les visites suivantes, elle reconnaît parfaitement M. P...; sa douleur morale est toujours aussi vive.

Vers le 10 novembre, elle devient plus tranquille, cesse de parler et de s'agiter la nuit. A la visite, elle éprouve une véritable terreur, se recule à notre approche en se cachant dans ses draps. Mutisme, sitiophobie très diminuée; mais l'état saburral des voies digestives persiste : haleine fétide. Amaigrissement.

Cet état devient définitif jusqu'à l'expiration des quarante jours d'observation, et s'accentue à l'asile de Braqueville où la malade est internée ensuite, et où elle meurt deux mois après dans le marasme.

DÉMONANTHROPIE

OBSERVATION XXX

Lypémanie chronique

Mlle A... Marguerite, âgée de 52 ans, couturière, entre à l'Asile, le 24 novembre 1907.

Antécédents héréditaires : Le père est mort à la suite d'une crise d'asthme, à 77 ans et la mère de cardiopathie, à 65 ans. La malade a eu un frère mort à l'âge d'un an. L'amie, qui l'accompagne,ne peut donner des renseignements plus précis.

Antécédents personnels : Mlle A... était une enfant intelligente. Elevée par des sœurs, dans des idées religieuses, Mlle A... a fait sa première communion à 11 ans. Elle n'était pas cependant plus poussée que les autres vers la religion. Plus tard, son confesseur, voulant lui persuader de prendre le voile, Mlle Marguerite, alors âgée de 24 ans, refusa catégoriquement, car elle ne tenait pas à se mettre sous l'autorité d'une sœur supérieure. Elle préférait rester chez ses parents.

La malade était d'un tempérament très sensible et colère. Son père et sa mère moururent à quelques années d'intervalle; âgée alors de 35 ans, elle vécut avec une amie, Mlle Marie X... Toutes les deux travaillaient ensemble et avaient monté un atelier de couture. Le dimanche elles allaient à la messe et se confessaient de temps à autre. Mlle A..., tout en redoutant les châtiments éternels, n'était pas troublée plus qu'il ne convient.

A l'âge de 45 ans, en 1901, Mlle A... eut ses dernières règles. La ménopause s'établit, sans qu'il survint aucun trouble physique, ni moral. Cependant, deux ans après, il se forma un goître avec exophtalmie et tachycardie. Elle se fit traiter par deux médecins. Tout cet hiver-là (1903), elle éprouva des troubles physiques. Elle avait des palpitations surtout nocturnes et une sensation de grande fatigue. Grâce à des médicaments fortifiants, la malade reprit des forces et durant les années 1904, 1905, 1906 elle fut bien au point de vue physique comme au point de vue moral.

Histoire et évolution de la maladie : C'est vers la fin 1906, ou au début 1907, que l'état mental de Mlle A... commença à être atteint. La malade crut qu'elle avait eu tort de faire procéder à une expropriation (janvier 1907). Elle en eut des remords. En même temps, comme le travail diminuait (probablement par suite de la crise viticole, ou de la mort des clientes), elle s'imagina qu'on l'abandonnait. Elle remarquait aussi que les gens la regardaient d'un drôle d'air. Elle entendit même cette phrase : « Son père qui était si brave, qu'est-ce que cela veut dire ? » Les gens se détournaient d'elle. Sa carte de visite avait été enlevée de la boîte aux lettres, c'était probablement pour la mépriser. Elle eut « l'intuition » qu'elle serait mise en prison parce qu'elle avait vu un petit numéro 13. Elle se croyait deshonorée et poursuivie par les gendarmes. Elle s'apercevait que son amie devenait rude pour pour elle.

Elle avait surtout la conscience d'un changement en elle. « Je n'ai plus rien ressenti à ce moment-là, dit-elle, sans doute, je n'étais plus la même, mais je ne sais pas l'expliquer. » Elle trouvait que son corps n'était plus le même ; elle ne sentait plus comme autrefois. Elle aurait préféré la mort à la vie qu'elle menait.

Dans cet état misérable, désespérée de vivre, elle s'écria un jour : « Démon , je te vends mon âme. » Elle croyait assurer ainsi le bonheur de son amie ; elle faisait ce pacte d'autant plus facilement qu'elle n'avait plus d'âme. De ce jour elle se crut damnée.

Mlle Marie X..., son amie, la fit alors examiner par des médecins qui ordonnèrent son internement.

A l'Asile : Novembre 1907. La physionomie et l'habitus extérieur de la malade expriment la tristesse et la méfiance. Elle se plaint d'éprouver une grande souffrance. Elle est ruinée. Les gendarmes la poursuivent. Ses lettres lui arrivent avec du retard et décachetées. La malade s'oriente mal dans le temps et dans l'espace. Elle ne croit pas être à Montpellier. Interrogée sur ses idées démonomaniaques, elle déclare qu'elle n'a pas vu le démon, mais que celui-ci s'est emparé de son âme. Son amie n'est plus Marie X..., c'est le diable, caché sous la forme de son amie. De même les personnes qui l'accompagnaient étaient des démons à forme humaine.

Suivie dans sa vie journalière, la malade reste quelque temps dans la même situation mentale.

Ainsi le 26 novembre 1907, elle prend d'autres malades pour le diable. Elle est excommuniée. Le démon a pris possession de son corps. Il la rend méchante, la pousse à commettre tout le mal qu'elle fait.

En janvier 1908, apparaissent des hallucinations de la vue et un délire d'auto-accusation : « Je suis entourée de trois ou quatre démons, dit-elle : ils se promènent dans tout l'univers et l'un d'eux s'est revêtu de mon corps..... Je porte les péchés du monde. Les protestants même seront sauvés, je serai seule punie..... Je suis une nature maudite et diabolique. » Elle est une voleuse et une « escroqueuse »., c'est elle qui a assassiné tout « Montpellier. »

Malgré l'intensité du délire, ses manifestations extérieures sont faibles, note M. le professeur Mairet : « Il y a chez cette malade une chose qui frappe, c'est à côté de l'intensité de l'angoisse, le défaut de manifestations physiques. A part un besoin incessant de marcher et de tordre les bras et les mains, la figure ne change pas, la respiration ne se modifie pas. »

Aux hallucinations de la vue, s'ajoutent. au mois de juillet 1908, des hallucinations cénesthésiques. Elle est toujours un démon, mais elle a en outre des serpents dans le ventre. Pour éviter de les nourrir, elle refuse toute alimentation; il faut employer la sonde œsopha-gienne. La malade présente à ce moment une poussée de pellagre qui l'affaiblit considérablement.

C'est, d'après elle, le 13 février 1908, date précisée nettement dans tousles interrogatoires ultérieuis, qu'elle a eu des serpents dans le ventre. Ils lui ont dit qu'elle était damnée.

L'idée délirante poursuit lentement sa marche, et Mlle A... a maintenant des idées de négation et d'immortalité (août 1908). Elle n'a ni cœur, ni poumons. Le diable est son père spirituel. Il a créé a créé son âme. Cette âme, créée par lui, est retournée dans le néant. Elle n'a donc plus d'âme; elle n'a que des serpents dans le corps. Cette âme démoniaque, elle l'avait depuis sa naissance, mais elle ne s'en doutait pas. Maintenant, elle restera seule sur la terre. Elle est le démon, recouvert de ce qu'on appelait Mlle A..., elle ne peut donc mourir; elle vivra éternellement. Tout ira dans le néant. Elle seule restera dans le chaos, comme une bête infernale.

Mlle A... interprète tout dans le sens démoniaque. Le bruit de la chaudière des bains qu'elle entend, c'est le bruit de la chaudière de l'enfer. La salle de bains est l'antichambre de l'enfer.

Le délire n'a pas changé depuis. Elle est toujours l'infernale créature, diable lui-même.   Avril 1909.

Observation XXXI

Lypémanie. — Hystérie

Mme P... Pauline, épouse T..., âgée de 38 ans, couturière, née et domiciliée à B... (Hérault), entre à l'Asile le 19 mars 1889.

Les quelques renseignements que l'on peut recueillir sur les parents ne présentent rien de particulier. Sauf le père (alcoolique) et un frère mort tuberculeux, tous les autres membres de la famille étaient en bonne santé. Cependant, d'après la malade, il y aurait eu *des aliénés dans les deux branches*, paternelle et maternelle.

Les antécédents personnels indiquent que c'était une jeune fille au caractère très bon, très doux. Elle a eu la variole à l'âge de 10 ans. Les règles ne sont survenues que très tard, vers 18 ans. Depuis, elles ont été régulières. Mariée à 30 ans, elle se montre intelligente, mais manque d'initiative dans son intérieur. Elle a eu deux accouchements normaux. Son premier enfant est petit, jaune, atreptique, ne marche qu'à l'âge de trois ans et meurt d'un refroidissement ou d'entérite. Le deuxième est gros, mais paraît « innocent » ; il meurt à 11 mois, brusquement, la nuit : son corps est rempli de plaques rouges. Ces deux enfants ont été allaités par la mère que cela a beaucoup fatiguée.

Après la mort de ces deux enfants, et un accident dont est victime son mari, elle se plaint de grandes fatigues et de faiblesse. Elle s'assied sur une chaise et ne bouge plus de toute la journée. Son caractère change, elle devient triste, impassible. Son mari est obligé de lui dire : « fais ceci, fais cela ».

Histoire de la maladie : C'est vers la fin novembre, qu'on s'aperçoit que les idées de la malade se dérangent. Elle déclare que si elle sautait par la fenêtre elle ne se tuerait pas, si elle jetait dans l'eau, elle ne se noierait pas. Elle s'enfonce des épingles dans le corps pour montrer qu'il ne sort pas de sang. Elle chantait auparavant des chansonnettes, elle déclare que, pour cela, le bon Dieu l'a punie. Il a enterré son âme au cimetière; elle n'a plus d'âme. Aussi refuse-t-elle d'aller à l'église.

C'est maintenant le diable qui la fait agir. Tout le monde mourra, mais le diable la fera vivre 300 ans.

A certains moments, elle se met à trembler de tout le corps. Le regard est vague, égaré. Elle perd connaissance et continue à trembler dans la position où elle se trouve. Il faut noter qu'il y a un an, la malade s'est plaint d'avoir une boule, qui montait et qui descendait dans l'estomac. De plus, elle prend souvent une couleur pour une autre.

Pendant tout son délire, elle n'a pas d'hallucinations. Ses idées d'immortalité la poussent à commettre des actes dangereux pour elle-même, aussi faut-il l'enfermer à l'Asile, le 19 mars 1889.

La malade est petite, contrefaite, bossue. Il y a une scoliose complète avec voussure du côté gauche. Le ventre est globuleux. Le crâne est bien conformé, mais la face est très développée en longueur, les yeux sont saillants, le nez gros et dévié, la mâchoire supérieure présente du prognathisme. La sensibilité cutanée est diminuée et la sensibilité profonde absolument nulle. Les réflexes musculaires sont exagérés. Au point de vue oculaire, on ne retrouve plus la dyschromatopsie signalée dans les renseignements; mais il y a diminution en dedans du champ visuel. Pas de zone ovarienne. Le tempérament est nettement scrofuleux; l'état de nutrition est assez bien conservé.

L'interrogatoire de la malade montre que son intelligence est conservée ainsi que sa mémoire. Elle paraît triste et répond facilement sur son état mental.

Lorsqu'elle était jeune fille, elle « faisait des bêtises » dans son lit. Un soir elle sent une grosse main, qui la cramponne des pieds jusqu'au ventre et entre dans son corps. Elle croit que c'est le démon qui est venu la punir. Dès lors elle est séparée de Dieu. Elle ne fait plus ses prières. Elle ne pourra plus se marier. Elle appartient toute au diable.

Cependant elle trouve à se marier, et a deux enfants. L'un était l'ange, l'autre l'âme. Tous deux sont morts. Dès lors, l'ange et l'âme étant partis elle reconnaît qu'elle n'est plus la même personne. Le diable lui a pris son âme et s'est mis en elle. Elle *est le démon lui-même*.

Elle est le démon et en donne une série de preuves :

1º Elle peut entrer une aiguille dans son corps sans souffrir et sans faire sortir une goutte de sang;

2º Elle a des nerfs qui tressaillent dans son ventre (elle n'a pas de sensation de boule);

3º Elle va se baigner et son corps reste sur l'eau. Elle aurait beau se jeter dans la rivière, elle surnagerait;

4º Elle serait précipitée d'un troisième étage, qu'elle ne se ferait aucun mal;

5º Enfin, elle doit vivre éternellement car elle est le démon. Bien qu'elle soit le démon en personne, elle n'a aucun pouvoir particulier, et ne peut commander à rien. Tout ce qui se passe en elle, menstruation, digestion... est rapporté au cou : ainsi le sang des règles vient du cou.

A certains moments, elle est dominée par des idées de désespoir « Oh, sans âme, quelle punition de Dieu ! » s'écrie-t-elle.

Le délire est toujours le même dans les mois suivants. Seulement la tristesse s'estompe et finit par disparaître. Le délire démonomaniaque est remplacé par un délire de grandeur à direction religieuse. Elle est la *Mère éternelle* qui ne doit jamais mourir. Comme elle n'est pas dangereuse, on la rend à son mari, le 6 juillet 1890.

OBSERVATION XXXII

Lypémanie psychique

Mme L... Maria, âgée de 56 ans, sans profession, née et domiciliée à La....., entre le 17 juin 1896.

Les renseignements hérédiatires et personnels sont complètement négatifs. Le père est mort d'une fluxion de poitrine à 40 ans. Pour le reste de la famille, on ne signale que l'existence d'un frère qui a été atteint à 55 ans de congestion cérébrale et qui, pour le moment, se porterait bien. Quant à la malade rien de notable à signaler.

Descendants : Deux enfants morts, l'un à 14 mois, l'autre à 2 ans.

Histoire de la maladie : Au mois de novembre 1895, Mme L... a eu une maladie du foie et resta alitée quinze jours. A ce moment, elle commença à se figurer qu'elle allait mourir, et eut un délire à direction religieuse. Elle crut qu'elle était un objet de réprobation pour tout le monde. Elle avait commis une faute pour laquelle il ne pouvait y avoir de pardon. Elle était excommuniée, chassée de l'Eglise, damnée. Il existait en outre des idées hypochondriaques sans aucune hallucination. Examinée par un docteur, celui-ci ordonna son internement dans un asile.

Evolution de la maladie : La malade est une sénile, qui raconte elle-même qu'elle a eu une forte dépression il y a un an avec une tristesse considérable. Elle avait eu un accès semblable il y a 24 ans à la suite de la mort de son mari.

C'est donc son troisième accès de lypémanie.

Elle déclare qu'il n'y a pas de pardon pour elle, ni de pénitence possible. C'est le bon Dieu qui l'inspire; il lui met des idées tristes dans la tête. Elle est poussée à faire le mal. Elle est préoccupée par un péché qu'elle a commis dans sa jeunesse et qu'elle n'a jamais avoué à son confesseur. Elle aurait aussi des impulsions à se faire du mal. Les idées de démon et d'enfer sont encore peu précises. Il existe une légère démence.

Les jours suivants, la malade présente une inquiétude constante. Il lui semble qu'on va l'écorcher, et la moindre chose faite autour d'elle, lui semble la préparation de son supplice. Elle est possédée de Satan, mais n'explique pas comment.

Au mois de novembre 1896 les idées démonomaniaques se précisent: elle a aussi quelques perversions de l'ouïe et de la vue. Elle est damnée: *elle est le diable*. Toute sa famille est damnée. C'est un mystère. Ce sont des inspirations qui la font parler ainsi; ces mêmes inspirations lui suggèrent qu'elle sera condamnée. Une voix lui dit : « Tu es une salope! donne-moi les millions que tu as volés!... Reine, reine, les millions... » Elle a vu la nuit dernière une fillette à côté d'elle. Elle ne voit pas de morts, ni de fantômes, n'a aucune autre hallucination. Le refus d'aliments, qui a parfois obligé l'interne à la nourrir à la sonde, est dû à l'idée que ce qu'elle mange ne lui appartient pas. Elle croit qu'elle n'a rien du tout; qu'elle mange ou boit le bien des autres. Elle interprète tout dans le sens démonomaniaque. M. Mairet a dit « une douche très chaude », elle déduit qu'on créera un enfer pour elle et qu'on lui donnera dès douches très chaudes. M. Vires dit une autre fois « c'est héréditaire » elle conclut que tous ses parents sont en enfer et que ses descendants seront damnés.

Un peu plus tard, la malade affirme qu'elle n'est pas possédée, du moment qu'elle-même *est le diable*. Elle entend des voix secrètes. Ces voix l'inspirent, lui disent « tu seras damnée ». Elle ne les entend pas du dehors, par les oreilles. Elle est la cause de tout le mal qui se fait.

La malade reste toujours agitée et tombe dans la démence, jusqu'au jour où une attaque d'apoplexie l'emporte le 12 novembre 1899, après un séjour de quatre années à l'Asile.

Observation XXXIII

Lypémanie. — Hystérie

Mlle A... est née à G... (Gard). Elle a 26 ans et entre à la clinique des maladies mentales le 9 septembre 1908.

Antécédents héréditaires : La mère est une hystérique qui a eu des crises graves. La sœur a été atteinte d'aliénation mentale il y a quelques années, et a parfois des crises hystériques. Il n'y a pas de renseignements sur les autres membres de la famille.

Antécédents personnels et histoire de la maladie : La malade a été élevée à S...-S.....-du-L....., par une maîtresse laïque. Elle avait de bonnes places dans sa classe. Il n'y avait pas de cours religieux, mais on disait la prière matin et soir, et toutes les élèves allaient à la messe le dimanche. Mlle A... fit sa première communion à douze ans et demi. Jamais, elle n'eut d'exaltation religieuse. A l'âge de 14 ans, elle eut des crises nerveuses, se plaignait alors du ventre, se roulait par terre, puis perdait connaissance. Elle voyait le Christ, l'Eucharistie, Dieu. Elle aurait eu quelques obsessions et aurait été poussée à se noyer. A 18 ans, Mlle A... vint à Montpellier et se plaça comme domestique chez un pasteur. Dans ce milieu religieux, elle eut l'idée de prendre le voile. Mais elle ne le fit pas, car elle voulait économiser de l'argent pour assurer sa vieillesse. A 24 ans, elle fut fatiguée et alla à C..... où elle prit des eaux ferrugineuses. A ce moment, elle n'avait plus d'idées religieuses et n'allait même pas à la messe. De nouveau, elle eut des idées de suicide, car elle croyait qu'elle allait empoisonner ses semblables. Elle sentait déjà de mauvais goûts dans la bouche. On lui fit des piqûres de morphine et de cacodylate de soude pour la calmer et la fortifier.

Elle revint à Montpellier et fut admise à l'hôpital Suburbain, où elle fut soignée pour entérite grave. Dégoutée de la vie, elle se jeta du haut du balcon. Cette tentative de suicide et ses idées délirantes l'amenèrent à l'Asile.

Évolution et état actuel de la maladie : Dans cet établissement, Mlle A... se présente avec une figure égarée. Elle raconte qu'elle est une bête fauve et sauvage, car elle mange sans raison. Elle dit avoir mangé sa cervelle. Elle n'a plus d'intestin ni de cœur. Elle est une bête. Elle a volé ce qu'elle mange. La malade s'agite énormément et il est difficile de l'interroger. Elle présente de nombreux stigmates d'hystérie.

Suivie dans sa vie journalière, la malade continue à s'agiter. Ces idées délirantes évoluent vers l'idée démonomaniaque. Elle jette du vert de-gris et empoisonne tout le monde. Elle donne pour cela du soufre et de l'alcali. Elle est le diable; elle se qualifie du nom de Griffet. C'est sa conscience qui lui reproche d'être le diable. Elle brûle par tout son corps, comme un cochon. C'est la fin du monde. Elle a horreur de ce qu'elle a fait. La physionomie de la malade n'est ni triste ni angoissée; elle s'accuse d'être le diable, d'avoir empoisonné tout le monde sans aucune émotion. Dans d'autres périodes, l'agitation et la violence de la malade deviennent extrêmes. Elle est inquiète, dit qu'il faut la tuer, l'assassiner, parce qu'elle est le diable et qu'elle empoisonne tout le monde.

5 *mars* 1909 : La malade est un peu moins agitée physiquement et se laisse interroger assez facilement. Mlle A... dit qu'elle souffre, brûle, qu'elle est en enfer. Elle sent des brûlures sur le corps, sur les membres. C'est elle qui a empoisonné les gens, toute la ville. Elle est le diable puisqu'elle est en enfer. Elle n'a pas d'âme, elle ne peut en avoir puisqu'elle brûle, qu'elle fait du mal aux autres, qu'elle empoisonne le monde. Interrogée pour savoir si elle n'a pas fait de pacte avec Satan, elle dit qu'elle n'a pu en faire, puisqu'elle est le diable. Questionnée sur le point de savoir comment elle croit qu'elle n'a pas d'âme puisqu'elle est le diable, la malade nous donne l'explication suivante :

Elle n'a aucun remords de mal faire, de tuer, d'empoisonner les gens. Elle est incapable de pitié. Cependant elle avoue, après bien des réticences, qu'elle aime ses parents, et qu'elle ne voudrait pas leur faire du mal. Elle les aime parce qu'elle veut les revoir, retourner avec eux, mais elle les aimerait cependant encore s'ils refusaient de la reprendre. Elle insiste pour expliquer qu'elle n'a aucun remords. Elle a tué des gens, elle les a empoisonnés. Elle pense toute la journée aux crimes qu'elle a commis; elle mange du pain fait avec des os humains. Tout cela la laisse indifférente. Il faut donc qu'elle n'ait pas d'âme. Ç'est parce qu'elle n'a pas de remords, qu'elle est en enfer et qu'elle est le diable. Ceux qui ont du remords iront au ciel. Tous ceux qui n'ont pas de remords sont le diable.

Ces idées démonomaniaques produites par un trouble de la sensi-

bilité morale, sont entretenues, exaltées par de nombreuses hallucinations. La malade entend siffler ses oreilles ; des voix lui disent qu'elle
a tué, empoisonné. Ce sont des voix d'hommes, de femmes, qui lui
crient toute la journée les crimes qu'elle a commis. Devant les yeux
elle voit apparaître des fantômes. Au moment où on l'interroge, elle
voit celui de sa mère, vivante, en train de travailler. Ces fantômes lui
reprochent tout ce qu'elle a fait. Elle se plaint d'avoir de mauvaises
odeurs et de mauvais goûts. Sauf la sensation de chaleur, elle nie
toute autre hallucination de la sensibilité générale et déclare n'avoir
aucune excitation génésique.

De l'examen de la malade, de l'étude du délire et de son évolution,
on peut conclure qu'il s'agit d'une folie lypémaniaque chez une
hystérique ; délire à direction d'auto-accusation avec perversions
sensorielles, idée qu'elle empoisonne le monde et le détruit, qu'elle est
en enfer et qu'elle est devenue le diable. Cette dernière idée vient de
ce qu'elle croit à cause de ses hallucinations qu'elle est en enfer et
aussi parce que, à la suite de la disparition de sa sensibilité morale,
elle n'a aucun remords.

Juin 1909 : La malade est toujours dans le même état.

OBSERVATION XXXIV

Manie evec hallucinations de divers sens. — Hystérie

Mlle L... Antoinette, 27 ans, sans profession, née et domiciliée à
M... (Hérault) entre à l'Asile le 2 décembre 1890.

Antécédents héréditaires.— *Côté paternel :* Le grand-père avait un tic ;
il est mort jeune, poitrinaire. La grand'mère est morte d'épuisement
au bout de 6 mois à l'âge de 45 ans : ses deux sœurs sont mortes
d'attaques.

Père est très nerveux, sujet à des vertiges, a eu toujours la phobie
des foules, est très émotif, bégaie légèrement.

Côté maternel : Le grand-père est mort assez jeune de rhumatisme
généralisé. La grand'tante maternelle s'est suicidée à la suite de violentes douleurs utérines qui lui faisaient perdre la tête. La fille de cette
tante était sujette à des attaques.

La mère est souvent atteinte de migraines et de douleurs rhumatismales. Elle a eu 6 enfants ; le premier est mort à 3 mois de convul-

sions; le deuxième, un garçon, est mort en nourrice d'athrepsie, le troisième est une fille qui a succombé à 12 ans d'une congestion cérébrale; le 4e est notre malade. La mère a eu en dernier lieu deux fausses couches.

Antécédents personnels : La malade est née très petite, très faible. Elle grandit sans rien présenter de particulier; cependant il fallait la fortifier. Elle a eu ses règles à 11 ans ½. A 16 ans Mlle L... est devenue triste et a eu des crises de nerfs. Elle sentait quelque chose qui lui montait au cou et disait « je meurs, je meurs ». Elle souffrait de douleurs dans l'estomac.

M. le Dr B... porta le diagnostic d'hystérie. Couturière de son métier, il fallut la retirer de l'atelier, car elle travaillait trop et était devenue maigre et faible. La malade, d'un caractère très gai, eut des contrariétés pour des questions de mariage. De plus, au mois de janvier 1890, elle se surmena pour soigner sa famille pendant l'épidémie de grippe. Au mois de mai elle eut, au marché, une violente colère, à la suite du vol de son parapluie et rentra chez elle par une pluie battante. C'est à la suite de ces faits que l'on remarqua un changement dans son caractère.

Histoire de la maladie : C'était vers la fin du mois de mai 1890, Mlle L.... jusqu'alors gaie, devint triste et pensive. Elle n'avait plus de goût au travail; il fallait la pousser pour qu'elle fît quelque chose. Elle ne mangeait que si on l'y forçait. Elle commença bientôt à faire des signes de croix à tout instant et disait : « Satan, retire-toi de moi » Elle se disait damnée. Satan était venu en elle. Elle était une fille perdue, et Satan lui-même. Elle avait fait un pacte avec le diable. Au dehors, en promenade, elle ne parlait plus du démon, mais chez elle recommençait à délirer. Des crises nerveuses la prenaient de temps à autre. Elle se tordait alors, et se donnait des coups. A tout instant, elle était agitée « Satan, moi, non, oui, je suis Satan. Moi, empoisonner mes parents, je ne puis pas, hi! hi! je ne veux pas tuer mes parents » Le démon la poussait toujours. Elle allait dans l'enfer, où elle brûlait et où elle s'unit au diable comme l'homme avec la femme; elle fit même un pacte avec lui. Chaque fois qu'elle buvait à la santé de Satan, elle tuait père et mère. C'est peut-être la raison de son refus absolu d'alimentation, refus qui conduit Mlle L... à la Clinique des maladies mentales et nerveuses le 2 *décembre* 1890.

Évolution de la maladie : Mlle L... est très anémiée et sans force, elle refuse toute alimentation. Elle est ordinairement étendue sur son lit, la face contre la ruelle, et dès qu'on veut lui dire une bonne parole, elle répond grossièrement, s'emporte et débite tout un vocabulaire ordurier. Quelques jours après, la malade se plaint du poignet gauche et souffre d'une attaque de rhumatisme assez forte, la température monte à 38°8; le pouls à 120. L'épaule gauche, la jambe droite sont successivement prises. La malade devient plus tranquille, s'intéresse à ce qui se passe autour d'elle et réclame sa mère. Le 20 décembre elle commence à juger un peu son délire, mais avoue qu'il lui « reste bien encore quelque chose, quelques petites idées ». Elle pense encore au diable, qui lui fait toutes sortes de choses, mais est moins formelle dans cette affirmation. Elle n'entend plus le démon, mais croit cependant être encore en sa possession.

Le rhumatisme et le délire diminuent peu à peu d'intensité, la malade reconnaît que ses idées n'étaient que folie. Le diable continue pourtant à lui apparaître de temps à autre. Le 31 décembre 1890 elle est guérie de son délire et de son rhumatisme. Cependant, le 3 janvier, elle a encore un cauchemar qui se rapporte à ses anciennes idées. A partir de ce moment, la malade va bien et peut expliquer son délire. Elle raconte qu'autrefois elle se sentait très faible, et ne pouvait rien faire. Depuis trois mois, elle ne pouvait travailler et avait la vue faible; sa tête bouillonnait. Il s'agissait toujours du démon : elle était poursuivie par lui. A certains moments, elle le voyait devant les yeux; il prenait toutes les formes et n'avait pas toujours les mêmes habits. Il ressemblait à un homme et ne lui parlait pas; cependant quelquefois, elle croyait l'entendre. Il lui disait qu'elle devenait folle, et lui appartenait. Il semblait à la malade que physiquement c'était la vérité mais elle n'avait pas de sensations particulières. Nuit et jour c'était le diable qui venait. Elle pensait qu'elle irait en enfer avec lui. Alors elle « se montait la tête », croyait voir l'enfer avec ses tourments, sentait des odeurs de soufre. Elle ne pensait pas être empoisonnée, mais si elle refusait de manger c'était pour mourir, car elle en avait assez de la vie, surtout en se voyant si jeune dans l'état où elle était. Elle avait de la peine à penser et ne dormait pas du tout.

La maladie est venue tout d'un coup au mois d'août. La malade se sentait faible, ne mangeait plus et peu à peu des idées extraordinaires se sont produites. Elle n'avait jamais eu de douleurs. Elle a été toujours réglée, sauf le mois dernier. Elle avait des palpitations de cœur de temps à autre. Elle était très nerveuse, avait des crises à la moindre contrariété et alors se débattait, criait, étirait les bras et les jambes. Elle n'a jamais perdu connaissance, mais avait à ce moment-là l'idée qu'elle était possédée par le diable. La malade n'était pas dévote. Pendant ses crises elle pensait à l'enfer; mais jamais en dehors de ses crises, elle n'avait songé à tout cela. Elle ne fut impressionnée qu'une fois, au moment de sa première communion, par un sermon du curé, sur l'enfer.

Elle n'a plus l'idée du diable, et si elle y revient, s'empresse de la chasser. Elle n'entend plus de voix. Elle a remarqué que c'est au moment où il n'a plus été besoin de la nourrir à la sonde œsophagienne, où elle s'est alimentée, que ses idées ont disparu. Elle a senti qu'elle avait moins de sang à la tête au moment de sa poussée de rhumatisme.

La malade sort le 23 juin 1891 complètement guérie. Elle ne devait pas rester longtemps dans sa famille.

Rentrée chez elle, dès le deuxième ou troisième jour elle redevient pensive, triste et s'endort à tout instant. Elle parle du diable, qui vient la tourmenter. Son âme est perdue. Elle a fait le pacte de ne pas manger.

Huit jours après, nouvelle poussée de rhumatisme (poignet gauche). Elle reste 19 jours sans manger. Elle dit qu'elle ne tuera pas ses parents, que le diable la pousse à le faire, et que c'est pour ne pas les tuer qu'elle ne mange pas. Elle déclare qu'elle veut se jeter par la fenêtre: elle accomplit une tentative de suicide en cherchant à s'étrangler avec son mouchoir.

Les parents s'empressent de la ramener à l'Asile le 11 *février* 1909.

La malade est fatiguée physiquement, a une température assez élevée (38°5) et continue à refuser toute alimentation. Elle dit du mal de ses parents et se montre très méchante. Son état physique empire si rapidement que le 14 février 1909 elle est rendue à ses parents à toute extrémité.

IDÉES DÉMONOMANIAQUES COLORANT DES DÉLIRES DIVERS

OBSERVATION XXXV

Délire systématisé aigu, hallucinatoire, avec idées de persécution et de grandeur

M. R... Auguste, âgé de 35 ans, est né à Paris en 1861, mais a sa résidence à Montpellier. Il entre d'office à la Clinique des maladies mentales, le 3 février 1898.

Les antécédents héréditaires du malade sont assez obscurs. Le père est mort d'angine en 1864, la mère d'une maladie de poitrine en 1870 et la sœur aînée de tuberculose en 1890. Il a une sœur cadette mariée et un frère, gendarme. Pas d'aliéné dans la famille; pas plus du côté paternel que du côté maternel.

Antécédents personnels : Orphelin tout jeune, il fut mis à l'école Fénelon. Il était intelligent, il eut même le prix d'honneur. En 1870, comme il était orphelin, on l'envoya, avant le siège de Paris, dans un établissement de sœurs, à Berck-sur-Mer. Il s'amusait ou priait toute la journée. Il était très pieux à ce moment-là. Plus tard il fut entraîné par l'amour des voyages. Il vit ainsi la Belgique, l'Angleterre, l'Autriche, l'Italie et l'Algérie. Dans ses pérégrinations, il souffrit souvent; il eut beaucoup de déceptions et d'ennuis, il souffrit des privations de toutes sortes. Il aurait parfois fait la noce; mais sa timidité l'écartait un peu des femmes. Il ne serait pas alcoolique et n'aurait pas eu la syphilis. Au milieu de ses voyages, ses idées s'étaient modifiées, il était devenu libre-penseur.

Histoire de la maladie : Le hasard l'amena à A... Là il s'amouracha d'une jeune fille, Marie, âgée de 22 ans qui habitait le même quartier que lui. Il ne lui déclara pas sa flamme, mais à certains petits signes, il se rendit compte qu'elle acceptait son amour. Comme cette jeune fille passait plusieurs fois par jour devant le magasin où il travaillait, il fut complètement convaincu. Il resta ainsi amoureux pendant près de 15 mois, sans jamais déclarer ses sentiments à la jeune personne. Celle-ci était très pieuse et allait régulièrement à l'église. Un jour un voisin lui raconta qu'elle était la maîtresse du vicaire de la paroisse. Notre malade remarqua alors que cet abbé lui jetait des regards comme pour lui dire de se convertir.

Aux illusions succédèrent des hallucinations. En octobre 1896, il entendit des voix pendant la nuit. Plus tard, dans la journée, il vit le prêtre avec la jeune fille. Celui-ci se mit à lui parler et à lui dire qu'il fallait qu'il se convertît. Il le menaça même de mort, s'il ne se convertissait pas (Novembre 1896.)

Quelques jours avant la Toussaint (1896), le malade voulut s'empoisonner, peut-être par jalousie. Avant d'accomplir son acte, il désira avoir un entretien avec le vicaire. Le prêtre, en le voyant, aurait pâli et reculé. Il lui demanda pourquoi il lui faisait des signes. Le curé lui répondit qu'il ne lui en avait jamais fait. A la suite de cet entretien, il crut que le prêtre voulait le tuer. Il vécut plusieurs jours dans de grandes transes. Mais il eut d'autres conversations avec le prêtre ce qui le calma. Alors M. R... comprit que la jeune fille voulait se marier avec lui, mais qu'elle désirait qu'il se convertît. « Eh bien je me convertirai pour tout en général », s'écria-t-il. Cette phrase lui avait été inspirée par Dieu. A ce moment les idées de suicide disparurent.

Il songea à sa conversion. Il se mit à fréquenter les mêmes églises que sa fiancée. Aux signes qu'elle faisait, il constata son contentement et celui du prêtre.

Au bout d'un certain temps il s'aperçut que le prêtre lui faisait moins de signes et enfin qu'il ne lui en faisait plus du tout. Mais ce fut le petit frère de sa bien-aimée qui se mit à le persécuter. Il passait sans cesse devant le magasin et crachait par terre avec un air de mépris. Marie L... s'arrangea pour le faire fâcher avec son seul ami. Elle disait du mal de lui, aussi tout le monde l'évitait dans le quartier. Il était isolé. Il souffrait beaucoup de ces affronts, de ces injures. Il eut alors l'idée de tuer le prêtre, la jeune fille et de se suicider ensuite.

Au début de 1897, on recommença à lui faire des signes, mais alors tout le monde lui en voulait. Malgré ce, il brûlait d'un amour ardent pour Mlle Marie L... et pensait continuellement à elle.

Sur ces entrefaites (février 1897), son patron lui dit d'aller chercher du travail ailleurs. Il se fit représentant de bicyclettes. Il continua à avoir des idées de persécution, persista dans son amour et ses idées religieuses. Aussi le jour de la Fête-Dieu, eut-il dans l'eglise des Carmes, une vision céleste. Il vit Jésus-Christ, avec sa couronne d'épines, la Sainte-Vierge, etc. Le malade fut tellement stupéfait, qu'il douta d'abord et crut à une illusion d'optique, car il ne pouvait comprendre pourquoi Dieu lui était apparu.

Sur ces entrefaites, il reçut une lettre qui lui offrait une place à Montpellier et le 28 juin 1897, il arriva dans cette ville. De nouveau toutes les jeunes filles qui passaient devant l'atelier lui firent des signes, puis ce furent des enfants, des hommes. Comme à A..., il garda le silence, et observa, sans pouvoir s'expliquer cette énigme. Il oublia peu à peu son intrigue amoureuse d'A..., mais continua ses exercices de piété, ce qui ne l'empêchait pas d'aller au théâtre. Il s'éprit ainsi d'une artiste, qui chantait parfois à Notre-Dame-des-Tables. Les visions reparurent, Il aperçut des gouttes d'eau sur le visage du Christ à l'église. Il vit sourire la statue de la Sainte Vierge, etc. Tout ceci exalta ses idées religieuses. Il alla à Narbonne, Perpignan..., etc., pour vendre des tambourins. Partout, il remarqua qu'on lui faisait des signes. A Toulouse, il crut voir passer la jeune fille d'A..., qu''il avait aimée; il la vit rougir et disparaître subitement.

Revenu à Montpellier, en septembre 1897, les visions reparurent de plus belle. En janvier 1898, s'ajoutèrent des voix et des bruits de coups frappés à la porte de sa chambre. Ces voix étaient des voix célestes qui l'encourageaient dans ses pratiques religieuses. C'est à ce moment que le malade commença à voir des *démons* dans les escaliers, dans sa chambre. Pour se défendre, il était continuellement obligé de faire des signes de croix. Son ange gardien était heureusement à côté de lui et le soutenait en lui disant : «N'aie pas peur. » Il ne le voyait pas. Il lui arrivait souvent de perdre ses outils; une voix lui disait « Demande à saint Antoine de Padoue », et dès qu'il avait fait une prière, il les retrouvait. Les voix devinrent si nombreuses, si fréquentes, qu'il ne pouvait même pas lire son journal. M. R... était très inquiet; car il se demandait ce que Dieu lui voulait. Les illusions et les hallucinations devinrent prédominantes. Il voyait des démons partout. Il entendait une voix qui lui disait : « Il ne faut pas que cette âme m'échappe. » C'était la voix de Satan. En revanche, le ciel lui répondait : « Je te salue! ô Roi des anges, le Seigneur est avec toi. »Le malade devait apprendre bientôt ce que Dieu voulait de lui,

Dieu avait constaté qu'il était « victime d'un odieux chantage de la part d'un prêtre, et que les prêtres refusaient de le convertir ». Le divin Maître, le prit alors sous sa protection, et permit les événements qui suivirent pour montrer aux prêtres le crime qu'ils avaient commis. Le malade devint roi des anges ; il leur donnait des ordres et ceux-ci obéissaient. Cependant, R... cherchait encore à quoi Dieu le destinait sur la terre, mais il ne trouvait pas. Ce n'est que « dans la nuit terrible du 27 janvier 1898 » que les événements se précipitèrent, et qu'il connut le rôle qu'il était appelé à remplir. Laissons quelques instants la parole au malade : « Je m'étais couché comme d'habitude, mais je ne dormais » pas, j'entendais les voix des démons ; je faisais des évocations à » Dieu pour me protéger. Puis je fis des évocations aux anges du ciel » pour aller attaquer les démons. Les anges allèrent garder les portes » des enfers. Mais il y avait des démons sur terre, et pour faire rentrer » ceux qui étaient sur la terre, je fis évacuer les portes de l'enfer. » Mais au lieu de rentrer, les démons sortirent, et cherchèrent à ren- » trer dans le ciel. Il y eut des grands combats entre les anges et les » démons. Je commandais par évocation continuellement et je voyais » par la pensée tout ce qui se passait dans le ciel. Cette nuit-là, Dieu » me laissait commander, comme si j'étais Dieu. Il y eut un moment » où les anges se trouvant débordés par les démons, je demandai à » Dieu de créer de nouveaux anges ; ce que Dieu fit. Plusieurs fois les » démons furent repoussés, plusieurs fois les démons rentrèrent dans » le ciel. Je ne pouvais m'arrêter de faire des évocations. Un ordre » était suivi d'un autre, semblable à un général sur un champ de » bataille. La bataille était commencée, il fallait la continuer.

» Pourquoi cette guerre entre le ciel et l'enfer, me direz-vous? » Parce que Dieu avait nommé un nouveau roi des anges sur la terre. » Les démons faisaient tout ce qu'ils pouvaient pour me détrôner. » Satan était jaloux de voir que celui qui lui avait appartenu pendant » plus de 20 ans le remplaçait dans le ciel. Vous comprenez à présent » pourquoi je voyais des démons. Satan cherchait à me ravoir. »

La victoire resta finalement à M. R..., et aux anges. Alors le malade demanda à Dieu de faire une grande fête dans le ciel. La fête eut lieu et le malade nous en décrivit tous les détails. Puis il demanda à Dieu de lui désigner une jeune fille comme fiancée. Malheureusement la jeune fille et lui finirent par succomber tous les deux : « C'était le fruit » défendu. J'avais perdu tout mon pouvoir dans le ciel. Comme Dieu

» m'avait donné tout son pouvoir, Dieu avait perdu tout son pouvoir
» dans le ciel. Aussitôt notre péché commis, elle mourut et Dieu fut
» précipité dans l'enfer, avec tous les anges, les saints, les saintes et
» tout ce qui existe dans le ciel, et Satan le remplaça. »

Voilà notre malade devenu bien malheureux. Des voix le poursui-
virent, lui disant : « Sauvez-moi » ou l'appelant : « Lucifer II ». La jeune
fille d'A... devint la reine des démons, et elle donnait des conseils
à Satan, pour s'emparer de notre malade. Toute la terre était damnée ; il restait seul pour tenir tête. Il sentait dans son corps un feu
qui le dévorait, et ses cheveux se hérissaient. Les démons couraient
après lui, etc. Les signes de croix n'avaient malheureusement plus
aucun effet. En vain s'adressa-t-il à un prêtre ; celui-ci lui ferma
la porte sur le nez. Il ne put se confesser, ce qui aurait pu sauver le
monde. Il entendit la voix de Satan qui disait : « Je te tiens, mon
gaillard ». Ses cheveux se hérissaient de plus en plus sur sa
tête ; il brûlait continuellement. Il sentait que des flammes sortaient
par son nez, mais il ne les voyait pas ; sa souffrance était horrible. « Les
» démons principalement Anna Dilla, la reine des démons, empêchaient
» de tourner ma langue. On aurait dit que son *esprit s'était mis dans
» ma bouche.* » Il ne cromprenait pas comment Satan, ne s'était pas
encore emparé de lui. C'est alors qu'il eut l'idée d'employer un strata-
gème. Voici comment il le mit à exécution : « Enfin n'en pouvant plus,
je finis par demander à Satan . « Que me donneras-tu en échange si
« je me rends ? — Je te donnerai le même pouvoir que Dieu t'avait
« donné lorsqu'il était dans le ciel », me répondit-il : (nous étions sau-
« vés. Je répondis aussitôt en me mettant à genoux devant la fenêtre :
« Lucifer Ier, je me rends. » Et aussitôt je pris mon livre de messe et
« je fis un grand signe de croix. Je récitai la prière du matin. Aussi
« tôt des hurlements de Judas-Dilla, — c'était la voix de la reine des
« démons — et un grand bruit dans le ciel. Des clameurs d'allé-
« gresse et de triomphe ; Dieu sortait de l'enfer et Satan allait
« reprendre sa vraie place. »

Alors R... entendit la voix de la Sainte Vierge qui le remerciait.
Satan essaya bien de revenir dans le ciel, mais R... avait remis tous
ses pouvoirs à Dieu et le diable fut vaincu. La jeune fille qui était
reine des anges ressuscita. Telle est l'histoire du 27 janvier. Bien que le
malade n'eût pas fermé l'œil de toute la nuit, il était frais et dispos le
lendemain.

Son rôle n'était pas terminé. Il avait chassé les démons du ciel, mais ils étaient encore sur la terre. Il fallait les combattre, car lui seul n'était pas damné. Par des évocations, le malade dirigea de nouveau des combats entre démons et anges. Il fut victorieux, et alors tout se remplit d'étoiles ; l'église Sainte-Anne, la place de la Comédie, toutes les rues étaient pleines d'étoiles : chaque bec de gaz était une étoile. Des voix criaient « Je vous salue, ô roi des anges, je vous salue, sauveur des cieux », et bien d'autres choses, dont il n'a gardé qu'un vague souvenir.

C'est alors que le malade rénova la religion, supprima les abus, chassa les hypocrites et donna des ordres sévères pour combattre les ennemis de la religion. C'était le 29 janvier. Il fit alors sa confession. Comme il l'avait mal faite, il la refit. Finalement Dieu lui-même la lui dicta. Il eut ainsi de longues conversations avec lui et il resta trois jours dans sa chambre. Il fut transformé spirituellement et se crut beaucoup plus que les autres, ce qui était certain, puisque Satan n'avait rien pu faire sans lui. Le diable avait eu besoin de lui, pour qu'il le transformât en Dieu, mais il n'avait pas voulu. De tous ces faits, le malade tira la conclusion que Dieu avait permis toutes ces épreuves pour punir les prêtres et le réhabiliter à leurs yeux. « Cette leçon leur servira, car un prêtre ne doit jamais refuser la conversion d'un pécheur. Comme vous voyez, c'est celui qui y croyait le moins qui y croit le plus, et ce n'est pas parce que vous m'avez fait enfermer, que vous me ferez ramener à ma croyance. Je suis certain de ce que j'ai vu ou entendu ; ce n'est ni une maladie, ni un accès de fièvres chaudes que j'ai eu. »

Telle est l'histoire du malade avant son entrée à l'Asile. M. R... a raconté dans un long écrit, dont nous avons donné de nombreuses citations, toutes les phases de son délire religieux et démonomaniaque. Mis dans une salle d'observation à la suite de sa réclusion volontaire de trois jours, le malade est définitivement enfermé à l'Asile, le 3 février 1898.

A l'Asile, R..., déclare que s'il est enfermé, c'est que Dieu veut l'éprouver, qu'il n'est pas fou. Il décrit très nettement les diverses phases de son délire. mais du jour où il entre à l'Asile, il n'a plus ni illusions, ni hallucinations. Il croit à la réalité des événements qu'il a racontés ; maintenant il est un simple ouvrier fabricant de tambourins. Il trouve étrange le fait d'avoir cru qu'il était le maître du ciel. Il déclare être tout à fait bien ; il est mieux que jadis ; son intelligence est plus développée ; il comprend des choses qu'il ne saisissait pas autrefois. Peu à peu il se remet au travail.

L'état du malade reste stationnaire durant l'année 1899. Il ne présente plus de troubles psycho-sensoriels. Il travaille régulièrement, ne parle à personne pendant les récréations, s'isole et reste pensif. Il conserve toujours des idées religieuses et croit à la réalité de son délire hallucinatoire.

M. R... tombe malade le 9 avril 1900 et succombe le 15 mai 1900, à la suite d'une pneumonie chronique.

Autopsie : Cadavre excessivement amaigri.

Crâne. — Méninges laissent écouler un léger exsudat avec hyperhémie de la dure-mère.

Cerveau. — Pas de granulations tuberculeuses, aucune anomalie des circonvolutions, léger athérome des artères cérébrales. Rien d'anormal à la coupe.

Thorax : Adhérence complète en avant et à droite : le plastron costal arrache en même temps du tissu pulmonaire.

Poumons. — Le gauche est emphysémateux, avec tubercules au sommet. Le droit présente au niveau de la scissure interlobaire, un noyau induré, qui s'est transformé en foyer caséeux. La collection purulente s'étend jusqu'au hile du poumon. La plèvre présente des épaississements, et des poches purulentes enkystées.

Cœur. — Péricarde présente des adhérences de ses deux feuillets. Au niveau du cœur droit, il y a un véritable abcès, infiltré dans le myocarde.

Foie. — Volumineux et gros.

Intestins. — Diminués de volume.

Reins et rate. — Normaux.

OBSERVATION XXXVI

Délire de persécution chez un dégénéré

C... Louis-Jean, 36 ans, propriétaire, né et domicilié à C... (Hérault), entre le 25 novembre 1905.

Antécédents héréditaires : Le malade présente une hérédité chargée. Le père, âgé de 68 ans, se porte bien, mais a eu de 15 à 25 ans une idée obsédante, la crainte de la mort, qui a depuis complètement disparu.

La mère, 60 ans, est nerveuse et pleure facilement. Le grand-père paternel est mort *fou :* mais on ne peut dire le genre de folie. Une tante (sœur de la mère), Mlle P., est morte *à l'Asile* en 1897.

Antécédents personnels : Le malade a eu une blennorrhagie à 16 ans, un chancre mou à 20 ans. Pas d'accidents syphilitiques. Il n'a jamais été buveur.

Histoire de la maladie : Le début de son état mental remonterait à l'âge de 18 ans. Son caractère changea complètement. Il devint emporté et s'irritait à la moindre contradiction. Ses parents crurent que ses colères venaient de son mauvais caractère et ne s'en préoccupèrent pas.

Il y a 28 mois environ, M. C... devint triste et pensif. Il vint à Montpellier pour se faire soigner d'un embarras gastrique imaginaire. Depuis cette époque, il se crut malade, perdu. Il se plaignit en outre de violentes douleurs de tête.

Il y a huit jours, il s'agita violemment jour et nuit. Il parlait de tout, mais surtout du diable qui voulait posséder sa famille. Il soufflait dans la bouche de ses parents pour l'en chasser. Il fut alors soigné par un médecin de sa localité qui le fit interner. Dans son certificat, le docteur déclarait que le malade présentait les symptômes suivants : « Idées » de persécution mystiques très nettes. Délire démoniaque et mys- » tique. Le malade est entouré de démons. Il est possédé du diable, voit » tous les siens et même les étrangers en butte à la même persécution » et s'efforce de chasser cette obsession par de grands signes de croix. » Hallucinations auditives. Dédoublement de la personnalité. Le » malade entend des voix qui lui dictent sa conduite. Il chuchote » parfois et a des entretiens avec Dieu, la Vierge... etc. Il se dit lui- » même Dieu, l'Antechrist, se proclame saint, etc. C'est un damné » dépressif qui a des hallucinations pénibles et redoute pour lui et » les siens les conséquences de cette possession par le diable ».

Le malade entre à l'Asile, ne cesse de s'agiter, fait des signes de croix. Il porte continuellement les mains au cou et souffle comme s'il voulait expulser un corps étranger. Son agitation est extrême et s'accompagne d'embrouillement intellectuel. M. C... donne des réponses peu précises avec parfois des contradictions. Il affirme surtout des idées hypochondriaques. Il est atteint d'une maladie nerveuse depuis six mois et crache de la bile tous les matins. Il a des tournements de tête, etc. Il a même voulu se suicider à cause des douleurs et des fati-

gues qu'il éprouvait. Il nie tout d'abord ses idées de persécution. Il
avoue cependant que s'il fait des signes de croix, c'est parce qu'il se
croit poursuivi par le diable. Il a fait une campagne contre le diable.
Il s'est passé « des choses terribles » qu'il n'ose dire. Il a peur d'être
pendu. Il a été appelé par Dieu à le remplacer. Il se croit possédé du
démon. Il le sent au cou ; c'est ce qui l'étouffe ; c'est ce qui l'empêche
de respirer et de parler. Le diable est constitué par une peau qu'il a
dans la gorge. (Il a en réalité une légère angine et hypertrophie du
corps thyroïde.) C'est au cours d'un voyage à B... qu'il a vu chez un
photographe le diable tout habillé de rouge. Depuis il l'a rencontré à
Lamalou. En venant à Montpellier, il a entendu quelqu'un qui disait
« le diable est là », mais il ne l'a pas vu. Il semble qu'il y ait eu des
idées de grandeur peu fixes. Il dit qu'il était Dieu, l'Antéchrist, mais
il ne le pensait pas, c'était la maladie qui le lui faisait dire.

Il nie toute hallucination de l'ouïe, mais avoue des hallucinations
de la vue (Diable, Sainte Vierge). Il a perçu de mauvais goûts
et de mauvaises odeurs. Il les attribue au diable, mais sans
idée d'empoisonnement. Quelques perversions de la sensibilité
générale ont été signalées plus haut. Il ne semble pas y avoir de
démence. Il n'y a pas de troubles paralytiques. Le malade présente
de nombreuses cicatrices sur le crâne ; il les attribue à un coup de pierre.
Il nie toute attaque. Il présente des stigmates de dégénérescence
(oreilles aplaties, mal ourlées, à lobule adhérent, voûte palatine
ogivale, dentition irrégulière).

Le lendemain de son entrée, M. C... nie avoir vu le diable ou être
possédé par lui. Il a vu le Christ, Notre-Dame de Lourdes. Il
reconnaît qu'il a eu des mauvais goûts et même de mauvaises
odeurs.

A partir de ce moment, le malade ne veut plus parler. Il s'agite
violemment nuit et jour, malgré tous les moyens énergiques qui sont
employés. Au milieu de son excitation, il lui échappe des paroles qui
indiquent la persistance du délire démonomaniaque. « Mon Dieu,
voilà le diable ! le voilà le diable, le voilà ». Il se met à genoux fait des
signes de croix. Il se calme un peu les jours suivants. Mais cette
période tranquille est de courte durée. L'excitation reprend chez lui.
Il s'agite, frappe son traversin, son lit, fait de grands signes de croix,
fait le geste de chasser quelqu'un et prononce des paroles incohérentes.

M. C... reste dans cet état jusqu'au 28 mars 1906. A ce moment, le délire semble changer. Il se plaint qu'on veut l'empoisonner. Mais son agitation est trop intense pour lui permettre de s'expliquer. Il devient méchant, frappe les malades, les infirmiers. Il ne fait plus de signes de croix. A partir de cette époque, les idées démonomaniaques paraissent avoir disparu. Successivement le malade en veut aux Allemands, à des femmes. On ne peut se rendre compte de cette évolution que par les quelques paroles qu'il laisse échapper.

Au mois de mai 1909, le malade est dans la même situation. Depuis trois ans son agitation est restée toujours aussi intense; son délire est sans cesse alimenté par de nombreuses hallucinations. L'état physique reste assez bon. Cependant, le 27 août 1907, une attaque épileptiforme assez forte se produit, mais elle ne s'est pas renouvelée depuis.

OBSERVATION XXXVII

Délire des persécutions

M^{ll·} C..., née à Ca... (Tarn), âgée de 29 ans, entre d'office à l'Asile le 17 mars 1900.

Aucun renseignement sur ses antécédents.

Mlle C... dit qu'elle a été élevée chez les Franciscaines, puis à l'orphelinat Sainte-Marie, tenu par des Sœurs de charité. Elle a facilement appris à lire et à écrire. Elle n'a jamais eu l'idée de se faire sœur, mais elle était dévote, allait souvent à confesse.

La malade raconte qu'elle a soigné sa tante, atteinte de cancer, pendant plus d'un an. Elle est devenue anémique, sans forces. A la suite d'une discussion, son oncle l'a jetée à la rue. Elle a pris alors une chambre en ville. Là, tout le temps, on « l'a perforée ». Elle a vu des ombres, des magies. On lui représentait une sauterelle, un rat. Elle sursautait, et alors elle avait son rhume. (Elle appelle ainsi de fortes pertes sanguines). Elle a vu des diables. Un d'eux est venu et l'a giflée. Alors elle lui a craché à la figure. C'est un nommé « Petit Fabre », elle l'a su ensuite. Dans les premiers temps, il ne venait pas seul, mais avec d'autres personnes. Elle a vu aussi des personnes qui montaient et descendaient. C'étaient des ombres magiques. Elle ne veut pas dire quelles étaient ces ombres, car elle ne parlera que devant son père et sa mère. Tout cela lui était causé par un fluide. Elle

11

a vu aussi des « diables en peau » : les uns avec des cornes, les autres avec des casques. On lui a rempli sa chambre de serpents.

Ses parents, par le téléphone, la prévenaient des niches qu'on allait lui faire. On lui a crié des injures. On a cherché à l'empoisonner avec de l'arsenic dans le café.

Elle développe longuement toutes ses persécutions et déclare qu'elle est à l'Asile par trahison. Puisqu'on la considère comme aliénée, elle ne répondra pas, car les aliénées n'ont pas de cervelle. Il est donc impossible de connaître l'état de son intelligence et de sa mémoire.

Physiquement Mlle C. est dans un état de dénutrition profonde. Elle est amaigrie ; ses yeux sont battus, cernés ; ses traits sont tirés, le nez pincé, les muqueuses décolorées. Le pouls est petit, faible.

De 1900 à 1909, la malade a conservé les mêmes idées délirantes. Les idées démonomaniaques ont peu à peu disparu, elle devient de plus en plus démente, avec parfois des périodes d'agitation.

C'est ainsi qu'elle ne peut répondre aux questions qu'on lui pose. Sa mère s'appelle Gouzy, elle est le pape ; elle a la signature des billets de Banque. Lorsqu'on lui demande si elle a vu le diable, elle répond qu'elle ne sait pas « ces saletés », qu'elle ne connaît pas çà, qu'elle est la fille de « Diapsenflour, » ce qui veut dire « drapeau s'enflour ». La malade est absolument incohérente et passe d'une idée à l'autre. La démence est complète.

Observation XXXVIII

Confusion mentale avec hallucinations

Mme D... Marie-Elodie, 42 ans, ménagère, née à C... (Aisne) entre à l'Asile le 19 janvier 1899.

Antécédents héréditaires : Le mari ne peut donner que quelques renseignements sans valeur sur la famille de sa femme.

Antécédents personnels : Mme D... a toujours eu une bonne santé, sauf des maux de tête presque continuels. Elle a eu sept accouchements et une fausse couche à la suite d'une chute. L'un des enfants est mort à 18 mois, de convulsions, l'autre à 7 ans ½, de dothiénentérie, le troisième à 3 ans ½ bacillaire ; le quatrième est une fille en bonne santé ; le cinquième est mort d'une maladie de poitrine ; le sixième est maladif ; le dernier se porte bien. La malade a été toujours dévote et se faisait lire des livres pieux par son mari ou sa fille.

Histoire de la maladie : En septembre dernier, Mme D... éprouva une forte émotion ; elle vit tomber son mari, frappé d'un coup de fusil, tiré à bout portant, au cours d'une discussion. Depuis lors, elle disait qu'elle n'était plus la même, que sa mémoire lui faisait défaut. Elle répondait oui pour dire non. Le jour de la Noël, elle provoqua un scandale dans une église de Cette. Elle se mit contre un mur les bras en croix. Elle s'adressa alors à haute voix aux saints, qu'elle croyait apercevoir.

Ramenée chez elle, elle s'échappa un jour, et fut retrouvée prosternée devant un portail, en train de dire des prières.Une autre fois, elle fut surprise chez elle, une grande croix dans ses bras, conduisant une procession imaginaire.

Enfin elle poursuivit ses enfants, un couteau à la main, et les aurait tué, sans l'intervention du mari accouru, à leurs cris d'effroi. Celui-ci se décida alors à la faire interner le 19 janvier 1899.

A l'*Asile*, la malade est égarée et très agitée. Elle marche, se roule par terre, frappe contre les portes. Elle a peur qu'on la brûle. Elle demande pardon à tout le monde. Elle aperçoit le diable. Elle se met à genoux et prie Dieu. Elle appelle parfois Victor et Marie et crie « au secours, le diable m'emporte! je me brûle. Mon père, ma mère! » ou bien elle pousse des cris par peur du feu du diable. L'agitation de la malade est extrême. Il est impossible de lui faire prendre un peu de repos, malgré les hypnotiques et les bains.

Amenée à la Clinique le 2 février, la malade ne peut dire d'où elle est, combien elle a d'enfants. Elle sait qu'elle est ici depuis la Noël, et qu'elle est mariée. Interrogée dans le sens de son délire, elle dit qu'elle n'a pas commis de fautes, qu'elle est toujours avec Dieu le père. Elle est damnée, mais elle ne sait pas pourquoi. Elle ne sait pas depuis quand elle est damnée. Elle déclare qu'elle a peur du diable, qu'elle le voit, et se met à pousser des cris aigus. Elle est complètement incohérente et égarée. Au milieu des cris, des plaintes et des gémissements, on distingue souvent le mot « pardon ». L'état physique est très mauvais. Il s'aggrave le mois suivant. Le délire, l'agitation restent les mêmes jusqu'au jour où une pneumonie l'emporte (2 avril 1899).

TROISIÈME PARTIE
ÉTUDE CLINIQUE

CHAPITRE PREMIER

SYMPTOMATOLOGIE

L'examen des observations de démonomanie, aussi bien celles qui nous sont personnelles, que celles recueillies chez d'autres auteurs, nous a fait admettre que les délires démoniaques provenaient d'un trouble de la personnalité à des degrés divers. C'est en nous basant sur l'intensité de ce trouble et sur les manifestations symptomatiques du délire, que nous avons divisé la démonomanie en trois groupes :

La *damnophobie* (crainte de la damnation), la *démonopathie* (persécution par le diable), la *démonanthropie* (transformation en démon). Quelle que soit la forme que prennent les délires démonomaniaques, il y a à l'origine un manque d'équilibre dans les sensibilités ou les sentiments. Il peut y avoir soit exagération, soit perversion, soit disparition d'un sentiment ou d'une sensibilité. Par suite de cette « déséquilibration » psychique, le sujet établira son délire selon son éducation et les tendances de son être. Parfois, c'est en opposition complète avec les inclinations normales du malade que le délire prend la direction démonomaniaque : ce sont les « cas paradoxaux » signalés dans l'historique, et dont Hyvert, dans sa thèse inaugurale, a donné un exemple·type. L'athée évolue vers le déisme et même vers l'idée de persécution diabolique.

Etudions successivement les diverses formes de la démonomanie : 1° la damnophobie, 2° la démonopathie, 3° la démonanthropie.

1° *Damnophobie* : La damnophobie est la crainte, la terreur même des châtiments éternels. Cette damnophobie est à
la base de toutes ou plus exactement de la grande majorité
de nos observations. Aussi, la génèse de cette crainte se pré-
sente-t-elle dans chacun de nos groupes. Comme nous l'avons
dit, avant d'éclosion du délire damnophobique, nous trouvons
un manque d'équilibre dans les sentiments ou dans les sensibilités. C'est parfois le sentiment de la conservation de l'individu qui s'exagère et produit la *peur*. Cette peur est souvent
vague, peu nette au début; puis, elle se précise, par exemple,
à la suite d'un sermon entendu à l'église qui lui a fait entrevoir les tourments de l'enfer (obs. VIII). Au cours d'une maladie fébrile, avec la crainte de n'être pas en état de grâce,
peut survenir l'idée de mort (obs. V) et la peur des châtiments
éternels.

C'est, dans d'autres circonstances, un *trouble de la conscience*. Le malade sent naître en lui le *remords* (obs. IV).
Il s'agit le plus souvent d'une personne scrupuleuse qui, par
suite de troubles physiques, en particulier de la ménopause,
sent augmenter ses craintes. Ce remords produit une tristesse, une peur encore imprécise du châtiment. La volonté
est diminuée, elle ne peut réagir et, ainsi, peu à peu, l'idée
damnophobique envahit l'esprit du malade qui n'a pu trouver
en lui la force de lutter.

Au lieu du remords, il se produit parfois une *anesthésie de
la conscience*. Le malade se plaint de ne plus sentir ; de
n'avoir plus aucun sentiment affectif (obs. II et VI). Il essaye
par l'abandon en Dieu, par la prière, de retrouver cette sensibilité, mais comme les prières même le laissent insensible,

il se croit abandonné de la divinité et voué aux châtiments de l'autre monde.

La *tristesse* seule (obs. III et VI) peut aussi entrer en jeu à la suite de troubles physiques ou moraux. C'est la lypémaniaque qui, parmi ses idées sombres, dirige sa pensée vers des malheurs plus grands que ceux qu'elle croit supporter et qui est jetée de ce fait dans la terreur de la damnation.

Dans certains cas (obs. I) une sensation physique d'oppression, d'étouffement, peut marquer le début de la damnophobie, mais en général elle produit plutôt un dédoublement de la personnalité avec idée de possession démoniaque.

L'idée damnophobique développée dans l'esprit d'un malade, peut persister indéfiniment ou s'accompagner de quelques hallucinations démonopathiques, et rester telle jusqu'au moment où les troubles intellectuels, et plus tard la démence viendront estomper, puis supprimer tout délire.

Elle peut évoluer plus ou moins rapidement vers la guérison. Avec la disparition des troubles de la ménopause ou de la nutrition, avec le rétablissement de la santé physique, on voit quelquefois reparaître l'équilibre des sentiments, des sensibilités. Remords, peur, anxiété, disparaissent; l'énergie et la volonté renaissent, et le malade lui-même sourit de ses terreurs passées.

Malheureusement, l'idée damnophobique, le délire démoniaque ne font le plus souvent que s'accentuer, s'aggraver. La personnalité va subir des atteintes plus graves. Elle peut être dédoublée, ou même multipliée.

Le malade est devenu un démonopathe.

2° La *démonopathie* : c'est la persécution par le diable. Cette action démoniaque peut venir de l'extérieur ou de l'intérieur : dans le premier cas, il s'agit d'obsession, dans le second cas, il s'agit de possession. Mais toujours, dans cette forme de délire, on trouve des hallucinations. Le malade présente au début, des troubles semblables à ceux du groupe précédent. On retrouve la colère, la peur imprécise (obs. XIV), ou la peur du châtiment à la suite d'un sermon (obs. VIII). Ce sont des scrupules exagérés au moment de la ménopause, scrupules vagues (obs. IX), confession mal faite (obs. XIII). Les troubles de la sensibilité morale sont surtout fréquents. Parmi les malades qui peuvent expliquer le début de leur délire, certains déclarent qu'ils éprouvaient un désir de confession, avec sentiment de peur, car, dans la prière, ils ne trouvaient pas « la paix du cœur », qu'ils obtenaient antérieurement à leur crise mentale (obs. XXVI). Dans d'autres cas, il s'agit d'une inquiétude vague ,d'une sorte d'angoisse avec parfois sensation d'étouffement (obs. XXIII). D'autres fois, ils ne peuvent se rendre compte de leur état, mais ils trouvent qu'il s'est opéré en eux un changement qu'ils ne peuvent expliquer.

Nous rencontrons, en somme, à peu près le même début que dans la damnophobie. Aussi ne faut-il pas s'étonner de voir souvent la démonopathie débuter par la crainte de la damnation. Ce sont les hallucinations des divers sens, qui viennent dans la plupart de nos observations déterminer l'évolution démonopathique du délire.

a) Dans le cas d'*obsession démoniaque*, il s'agit d'hallucinations des sensibilités superficielles, et surtout d'hallucinations visuelles et auditives, plus rarement olfactives.

Le malade aperçoit le diable sous les formes les plus diverses: c'est un animal (chien, chat) (obs. XV), une bête fantastique : Mlle A... voit au-dessus d'une chaise une petite apparition grotesque, avec un long museau pointu et de petites ailes. Cet animal (le Diable) pousse de petits cris, s'attache à la chaise, puis subitement va s'accrocher aux cuisses de l'infortunée jeune fille (obs. IX). Parfois, c'est un homme plus ou moins transformé : un homme noir avec des cornes (obs. XIII), un homme tout habillé de rouge (obs. XVII).

Le diable ne se contente pas d'apparaître sous les formes les plus bizarres; il adresse la parole à ses victimes. Il les menace des tourments de l'enfer; il leur dit qu'elles seront damnées; il les injurie; il leur adresse des reproches (obs. IX), il leur rappelle des crimes imaginaires (obs XVI). D'autres fois, il tient des propos obscènes (obs. XV) qu'il répète nuit et jour. S'il ne parle pas, du moins leur suggère-t-il de faire de vilaines choses (obs. IX) ou leur donne-t-il de « mauvaises idées « (obs. XIV). Le diable pousse la persécution jusqu'à avoir des rapports sexuels avec sa victime (obs. X); rapports qui sont en général douloureux, mais parfois agréables, voluptueux (obs. XII). Il se contente quelquefois de donner des douleurs dans le ventre (obs. IX), de pincer, piquer (obs. XXI), brûler la possédée (obs. XV). Des illusions diverses viennent parfois se mêler aux hallucinations et fortifier l'idée délirante.

b) Lorsqu'il s'agit de possession démoniaque, ce sont les troubles cénesthésiques qui interviennent. Dans nos observations, nous avons le plus souvent, au début, constaté une douleur morale très marquée, produite par un des éléments indiqués : crainte, peur, entrave de la volonté (obs. XXIV), sensation d'anesthésie morale (obs. XXII). C'est sur cet état mental, que viennent se greffer les troubles ou hallucinations cénesthésiques. Le bruit des borborygmes, le moindre frémissement des organes internes sont pris pour des sensations d'origine diabolique. C'est une douleur de l'estomac (obs. XXII), du bas-ventre (obs. XXVI), de la tête (obs. XXIII), une impression de vide, de changement dans les sensations (obs. XXIV), qui font croire au malade que le diable est entré dans son corps. Le démon est alors localisé très nettement, soit dans l'estomac, (obs. XXX), soit dans le bas-ventre (obs. XXVI), soit dans le cœur (obs. XXIV), soit dans la tête (obs. XXIII). Il peut y avoir un seul démon, mais il y en a parfois plusieurs (obs. XXIII et XX). Généralement, les malades ne décrivent pas la forme des diables, qui habitent en eux; cependant, la malade de l'observation XXVI déclare que le diable est dans son ventre et qu'il est « comme un serpent vert ». Les mauvais esprits brûlent les malades, les pincent, leur mordent le cœur, déchirent leurs entrailles (obs. XXVIII), leur donnent des douleurs terribles dans le dos, dans les membres, dans la tête (obs. XXIV). Parfois, ils se contentent de remuer dans le ventre, où ils s'agitent, se poursuivent entre eux (obs. XXIII), se tournent et se retournent en tous sens et dans tout le corps du possédé (obs. XX). Dans la plupart des cas, s'ajoutent des hallucination psycho-motrices et le diable se met à parler. Le malade entend une voix qui lui fait des reproches (obs. XX), qui le pousse au mal (obs. XXIV). Cette voix injurie les voisins, malgré la volonté du malade. Celui-ci entend cette voix directement par les oreilles (obs. XXV), d'autre fois, dans tout le corps, dans la poitrine, l'estomac, le ventre, les parties génitales (obs. XX). Souvent le malade n'explique pas nettement comment il entend le diable. Dans certains cas, Satan ne lui parle pas, mais il se sert de la langue, de la bouche du possédé pour exprimer sa pensée (obs. XX), à moins qu'il ne lui parle directement dans son cerveau. Il peut même s'emparer totalement de son esprit : le sujet ne pense plus, c'est le diable qui pense et agit pour lui (obs. X); le malade s'achemine ainsi vers notre troisième groupe, la démonanthropie, mais il conserve encore la notion de sa personnalité envahie par le diable, et non encore disparue.

Le démonopathe lutte contre l'envahissement de ce « moi pathologique ». Le rétablissement de la santé physique, la disparition des troubles cénesthésiques, lui permettent parfois

de guérir, mais dans la grande majorité des cas, le malade
s'affaiblit intellectuellement, tombe dans la démence, ou bien
évolue vers notre troisième groupe, à moins qu'une maladie
intercurrente ne vienne l'emporter.

Nous avons recherché si, dans certains cas, les troubles
cénesthésiques ne pouvaient pas débuter et précéder le
délire démonopathique. En un mot, si la possession diabolique ne pourrait pas avoir, comme point de départ, un
trouble viscéral, comme l'a constaté M. Kernéis pour les délires de zoopathie interne. Ceux-ci peuvent, en effet, avoir
comme origine, soit un trouble viscéral, soit un trouble psychique; qu'il s'agisse de l'un ou de l'autre, le malade s'imagine alors qu'un animal est contenu dans son organisme.
Dans nos observations, nous avons toujours trouvé un trouble psychique au début du délire. Cependant, l'observation XX n'est pas très nette à ce point de vue. La malade
déclare qu'elle a eu des sensations au début de son délire.
Quelles sont ces sensations ? sensations morales ou troubles
cénesthésiques ? La malade ne peut préciser ce détail.

L'évolution des délires de zoopathie interne pourrait abou-
tir à la possession démoniaque d'après M. Marie. « Le
malade, dit-il, découvre, un jour, que le lézard, le serpent
par exemple, qu'il sentait dans le ventre, n'est qu'une forme
prise par l'esprit malin pour pénétrer en lui ». M. Kernéis
déclare qu'il n'a trouvé aucun cas semblable, mais il ne nie
pas la possibilité d'une telle évolution. Il semble, en effet,
que parmi les nombreux débiles, qui, au moyen âge, étaient
suggestionnés par les innombrables procès de sorcellerie, ou
de possession diabolique, certains durent devenir démonopathes, à la suite du délire de zoopathie interne. A l'Asile,
nous n'avons pas trouvé de délire démonopathique dont le
début ait été provoqué par un trouble viscéral, et nous
admettons, d'après nos observations, que les faits de posses-

sion démoniaque sont, de nos jours, secondaires à des alté-rations de la personnalité et qu'ils s'accompagnent ensuite de troubles ou hallucinations viscérales, qui viennent créer ou confirmer le délire démonopathique.

3° DÉMONANTHROPIE : La démonanthropie est la dispari-tion complète de la personnalité d'un individu, remplacée par celle d'un esprit mauvais (diable, démons). Dans ces cas, la désagrégation est complète : le moi normal a disparu.

Parfois secondaire aux formes précédentes, elle peut, dans certains cas, se développer primitivement (obs. XXXI). Les cas que nous avons observés nous montrent que cette des-truction d'une personnalité est progressive et relativement lente. Ce n'est pas brusquement, que les malades changent de personnalité, sauf dans certains cas d'hystérie. où cette transformation est rapide mais incomplète. Il y a d'abord trou-ble ou dédoublement, et c'est ensuite seulement que la destruction complète de la personnalité se produit. Ces malades se plaignent surtout de la disparition de leur sensibilité morale et cénesthésique. Elles déclarent qu'elles ont « un vide » dans leur poitrine : leur âme, créée par le démon, a été emportée en enfer (obs. XXX); l'une d'elles s'écrie : « Oh ! sans âme, quelle punition de Dieu ! » (obs. XXXI) : chez une autre, l'absence de remords, de pitié, occa-sionne sa transformation diabolique (obs. XXXIII)

Le déliré démonanthropique devient chronique ou évolue vers l'idée d'immortalité, car le corps du malade, habité par le diable ne peut être détruit.

Les observations que nous avons tirées du service, et celles trouvées ailleurs qui nous ont paru intéressantes à rapporter, montrent que, si théoriquement on peut diviser les délires démonomaniaques en plusieurs groupes, en réalité il existe un lien entre ces divers délires : c'est ainsi qu'un damnophobe ou un démonanthrope peuvent présenter quelques hallucina-

tions démonopathiques. De même, pendant l'évolution de son
délire, le malade peut avoir les manifestations caractéristi-
ques des trois groupes que nous avons décrits (obs. XXX et
XXXI).

En terminant cette étude clinique, nous devons rappeler
qu'il existe une forme d'aliénation, la *médiumnopathie*, qui
est à rapprocher de la démonomanie. C'est une forme excep-
tionnelle, dans laquelle les malades, adonnés au spiritisme,
sont persécutés par des « périsprits », c'est-à-dire des principes intermédiaires entre l'âme proprement dite et le corps,
qui, composés de substance éthérée, survivraient aux morts.
Chez ces médiumnopathes, il existe un trouble de la personnalité, qui peut entraîner le dédoublement et même la disparition du moi normal. Ce trouble est occasionné par une
misère physiologique et par une dénutrition de l'organisme.
M. le docteur Viollet, dans son livre sur « Le spiritisme dans
ses rapports avec la folie » a fait une étude très intéressante
de ces divers délires.

Classification nosologique

Avant de rechercher quels sont les éléments psychologiques et les causes qui entrent en jeu pour produire la démonomanie, nous devons remarquer que les cas observés présentent tous un trouble de la personnalité, avec un fond de
dépression plus ou moins marquée. L'atteinte de la sensibilité et les caractères symptomatiques que nous avons trouvés chez nos malades, nous amènent à considérer la démonomanie comme une variété de *lypémanie* ou *mélancolie*.

Elle formerait, parmi les lypémaniaques, un groupe caractérisé par son évolution. Les malades vont de la terreur du
châtiment à la démonopathie, de celle-ci à la démonanthropie. Ils peuvent, pendant l'évolution de leur délire, arriver

à la guérison, mais en général, ils aboutissent à cette dernière forme, à moins que l'affaiblissement intellectuel ne survienne rapidement, et ne supprime leurs idées démonomaniaques. La démonanthropie serait-elle une forme clinique ayant son évolution spéciale, et dont la damnomanie, la démonopathie, ne seraient que des étapes sucessives ? L'insuffisance de documents ne nous permet pas d'arriver à une conclusion qui serait prématurée, nous semble-t-il. Il faudrait, pour affirmer ou rejeter cette opinion, des observations plus nombreuses et suivies attentivement.

Cependant, à côté de ces formes de démonomanie, il existe des faits où, au cours d'une aliénation mentale bien caractérisée (le délire chronique de Magnan par ex.), on voit survenir quelques idées démonomaniaques. Ces idées tiennent en général à l'éducation antérieure du sujet; elles ne font qu'apparaître et disparaissent souvent rapidement. Nous avons réuni quelques exemples. Ce sont les observations qui forment notre quatrième groupe.

CHAPITRE II

Eléments psycho-pathogéniques

Pour expliquer la formation de ces délires démonomaniaques, Esquirol, Griesinger, Schuele, Debacker. O. Snell,
Janet et Höfler ont émis des opinions assez diverses. Nous
les décrirons d'abord, nous indiquerons ensuite quelle est
notre opinion.

Esquirol admet qu'il s'agit d'un trouble de la ménopause,
chez des hystériques. « La femme, dit-il, est plus éminemment
nerveuse, plus dépendante de son imagination, plus soumise
aux effets de la crainte et de la frayeur, plus accessible aux
idées religieuses, plus portée à la mélancolie ; arrivée au
temps critique, délaissée du monde, passant de l'ennui à la
tristesse, la femme tombe dans la monomanie, souvent dans
la monomanie religieuse. Si l'hystérie s'en mêle, le combat
des sens avec les principes religieux la précipite dans la
démonomanie, lorsque la faiblesse de l'esprit, l'ignorance et
les préjugés l'ont, pour ainsi dire, façonnée d'avance pour une
semblable maladie ».

Griesinger (1) pense que « la mélancolie avec idées de possession du démon paraît ne survenir que chez les femmes
(presque toujours chez des hystériques), et chez les enfants.

» L'explication la plus facile de ce phénomène psychologique se trouve dans les cas qui ne sont pas rares, où les
séries d'idées, à mesure qu'elles arrivent, s'accompagnent

d'une contradiction intérieure qui s'attache involontairement à elles, et qui a déjà pour résultat d'amener une division, une séparation fatale de la personnalité. Dans les cas très développés où ce cercle d'idées, qui accompagnent constamment la pensée actuelle en lui faisant opposition, arrive à avoir une existence tout à fait indépendante; il met en mouvement de lui-même le mécanisme de la parole, il prend un corps et se traduit par des discours, qui n'appartiennent pas *au moi* (ordinaire) de l'individu. Ce cercle d'idées, qui agit librement sur les organes de la parole, l'individu lui-même n'en a pas conscience avant de l'exprimer, le *moi* ne le perçoit pas : ces idées viennent d'une région de l'âme qui reste dans l'obscurité pour le *moi;* elles sont étrangères à l'individu; c'est un intrus qui exerce une contrainte sur la pensée. Les *personnes sans instruction* voient dans ce cercle d'idées un être étranger. Dans quelques cas, on trouve, dans les discours insensés de ces femmes ou de ces enfants, une certaine poésie ou une ironie qui se dirige contre les idées qu'antérieurement ils respectaient le plus; mais d'ordinaire, le démon n'est qu'un pauvre sire, bien lourd et bien trivial ».

L'auteur cite trois observations à l'appui de sa théorie. Nous en rapporterons une comme exemple.

Observation XXXIX

Guérison

Démonomanie chronique : Une paysanne, C. S.... âgée de 48 ans, non mariée, vint se présenter d'elle-même à la Clinique, parce qu'elle était possédée par des esprits. Son père a été un peu fou, étant déjà d'un certain âge; sa sœur et son neveu sont aliénés.

La malade a eu un enfant à dix-neuf ans; elle l'a nourri pendant trois ans, et elle est tombée alors dans un état d'anémie profonde avec des douleurs étendues dans les membres et quelquefois des convulsions;

pendant longtemps, elle eut un bâillement convulsif dans la bouche. Trois ans après le premier début de la maladie (il y a 13 ans environ, par conséquent), elle commença à entendre parler en elle. A dater de ce moment, il lui vint des pensées, et elle *dit des mots qu'elle n'avait pas l'intention de dire* et qu'elle exprima bientôt, avec une voix qui différait de sa voix ordinaire. D'abord ce parût être des observations non pas opposantes, mais indifférentes ou même raisonnables, qui accompagnaient la pensée et la parole de la malade. Par exemple cette voix lui disait : « Va chez le docteur, va chez le prêtre! » ou bien « Tu dois faire cela! » Peu à peu à ces observations indifférentes, s'en ajoutèrent de nouvelles, d'un caractère plus négatif, et actuellement, tantôt cette voix constate simplement ce que la malade vient de dire, ou bien elle commente ses paroles, ou bien elle les lui reproche et les tourne en ridicule. Par exemple, quand la malade a dit quelque chose de juste, la voix lui dit : « Tu en as menti! Tu ne dois pas le faire savoir!» Le ton de cette voix, quand « l'esprit » parle, diffère toujours un peu et quelquefois même totalement de la voix ordinaire de la malade; et ce qui fait surtout que la malade croit à la réalité de cet « esprit », c'est qu'il a une autre voix qu'elle. Souvent, cet esprit commence par parler à voix basse, et grave; puis cette voix monte ou descend plus haut ou plus bas que la voix ordinaire de la malade : de temps à autre elle pousse un cri plus aigu, plus perçant, suivi d'un rire sec et ironique. — J'ai observé souvent ce fait moi-même. — En outre de ces mots que l'esprit prononce en elle, la malade entend intérieurement et d'une façon presque incessante un très grand nombre d'esprits qui parlent : parfois, elle a des hallucinations complètes de l'ouïe, jamais, elle n'a des hallucinations de la vue. La prière exagère cet état que nous venons de décrire, et augmente son agitation; mais à l'église, comme elle a peur du monde et du prêtre, elle peut retenir « la voix de l'esprit »; elle pouvait même lire des prières à haute voix, sans se troubler. De temps à autre, ses discours ont une teinte de nymphomanie; elle dit que les esprits lui *font naître* des pensées obscènes et *les lui font exprimer*; la malade souffre d'un prurit à la vulve. Elle ne sait pas, avant que l'esprit ait parlé, ce qu'il va dire. Quelquefois, la parole lui manque tout à coup pour un certain temps. Dans tous les phénomènes que nous venons d'énumérer, il règne une uniformité extrême, invariable et cet état, devenu depuis longtemps fixe et stationnaire, est toujours resté le même pendant la durée du traitement.

Rapprochons de cet exemple l'observation rapportée par l'historien Monstrelet (1) qui vivait au XVe siècle. Il s'agit d'une jeune fille possédée qui présente des hallucinations de tous les sens. La jeune fille exhorte ceux qui viennent la voir au respect de la religion et à l'observance de ses règles. Or, chacune de ses paroles est contredite par le diable, qu'elle entend. Il y a ainsi un véritable dialogue avec *opposition* complète des idées.

Pour *Schuele* (1880), la démonomanie serait produite par l'exagération extrême d'un culte surnaturel, qui amènerait la folie chez des tarés névropathiques (hystérie par exemple) ou chez des prédisposés, au moment de l'évolution ou de l'involution. L'idée de possession se développerait à la suite d'excitations sexuelles prolongées (d'où épuisement de l'économie), ou à la suite de névralgies thoraciques, mammaires, épigastriques.

Debacker (1881) étudie, dans sa thèse inaugurale, les hallucinations et terreurs nocturnes des enfants et des adolescents. A propos d'un cas de démonopathie, il déclare que chez les enfants, la période de la puberté peut produire une *anémie cérébrale* considérable. Cette anémie occasionne un changement de caractère avec hallucinations démonomaniaques, et terreurs nocturnes. Ces hallucinations peuvent être diurnes; leur caractère démonomaniaque serait dû à l'éducation religieuse et à ce fait que les enfants sont spécialement frappés par le côté menaçant de la religion.

Janet (2) déclare que l'homme est sujet aux rêveries subconscientes produites par des actes automatiques, c'est-à-dire involontaires, non combinés pour la situation présente et plus ou moins subconscients. Si l'esprit s'affaiblit, ces

---

(1) Chroniques de Monstrelet, t. XIV, p. 89.

(2) JANET : Névroses et idées fixes. Paris 1904, 2e édition I, chap. x, p. 375.

rêveries automatiques se développent de plus en plus et prennent des caractères beaucoup plus nets. Elles peuvent devenir tout à fait involontaires. (C'est le point de départ du spiritisme.) A un degré de plus, on arrive au dédoublement de la personnalité. Le malade attribuera son mal, soit à l'esprit de Socrate ou de Gutenberg, soit à Apollon ou à la Pythie de Delphes, soit aux diables.

Cette théorie est basée sur un exemple rapporté dans son livre : « Névroses et idées fixes ».

Il s'agit d'un hystérique qui, à la suite d'une faute légère, éprouve du remords. Ce remords dirige le malade vers la lypémanie avec idée de mort, puis damnophobie, et enfin obsession démoniaque.

L'évolution du délire est longuement décrite et perdrait à être résumée. Le traitement employé fut l'hypnotisme, les soins physiques et moraux; ils produisirent la guérison.

Höfler (1) (1900) fait venir les croyances démoniaques du *cauchemar*. Le sujet se rappelle, au réveil que, pendant son sommeil, il a senti un poids qui l'étouffait, il lui a semblé être saisi à la gorge, et il attribue ces sensations à un démon. De même, les rêves voluptueux étaient attribués à des incubes et des succubes.

L'observation suivante peut être rapportée à cette théorie. « Dans un couvent d'Auvergne, un apothicaire, qui était couché avec plusieurs personnes, ayant été attaqué du cauchemar, en accusa ses voisins; il assura qu'ils s'étaient jetés sur lui et avaient cherché à l'étrangler en lui serrant le cou. Tous ses compagnons nièrent le fait, et affirmèrent qu'il avait passé la nuit sans dormir et dans un état de fureur. Pour le convaincre de la vérité, on le fit coucher seul dans une chambre exactement fermée, après lui avoir donné un bon souper et lui avoir fait prendre des aliments flatulents.

(1) HÖFLER. Le démonisme médical (*Centralblatt für Anthropologie* t. V, 1900 p. 1).

L'attaque revint mais cette fois il jura qu'elle était produite par un démon dont il décrivait parfaitement la forme
et la tournure. On ne put le détourner de cette idée, qu'en
le faisant traiter régulièrement » (1).

L'étude des cas de démonomanie observés à l'Asile nous
dirige vers cette idée, que les *troubles de la personnalité*,
trouvés à la base de la démonomanie sont produits, au début
de l'aliénation, par une modification de la manière d'être et de
sentir. Qu'il s'agisse d'un sentiment exalté ou diminué, per-
verti, détruit même, il y a toujours un manque d'équilibre
dans l'état mental du sujet, une « déséquilibration » psychique. Ainsi, suivant les malades, prédominent le sentiment
de peur, le remords, l'anesthésie morale, la tristesse, l'abou-
lie, sur lesquels bien souvent s'ajoute un trouble ou une hallucination cénestnésique. Ce manque d'équilibre est l'occasion
de sensations ou sentiments nouveaux, non adéquats au moi
antérieur du sujet. Il lui vient des idées, des impulsions
différentes ou contraires de celles qu'il avait. autrefois.

Cette manière de voir nous semble découler des cas que
nous avons étudiés. Mlle A... Marguerite (obs. XXX) indique
nettement cette transformation des sensations : « Je n'ai plus
rien ressenti à ce moment-là, dit-elle. Sans doute je n'étais
plus la même, mais je ne sais pas l'expliquer ». Son corps
n'était plus le même; elle ne sentait plus comme autrefois.
— Une autre jeune fille, qui jusqu'alors avait été honnête et
très pieuse, présente des impulsions à mal faire, et des excitations sexuelles (obs. IX). — Dans une autre observation
(obs. XXV), la malade déclare ne plus pouvoir aimer. — Un
autre sujet sent en lui une force qui le pousse à maudire,
à blasphémer Dieu (obs. XXVII). — La malade de l'observation XXII se plaint d'avoir des impulsions à faire le mal

(1) BRIERRE, p. 225-226. Brierre de Boismont. Des hallucinations.

alors que les idées de démonopathie ne sont pas encore précisées. Ce n'est que quelques jours après qu'apparaît nettement l'idée de possession, idée confirmée par la venue de troubles sensoriels, qui prennent une direction démono-maniaque. — Mlle Rosalie a certaines idées adequates à son moi antérieur, elle les reconnaît, les déclare bonnes, tandis qu'elle répudie les autres et prétend qu'elles lui viennent du diable.

Le sujet, ainsi atteint dans son état sentant, ne peut juger sainement les troubles qu'il subit. Il cherche une explication. Mais du fait de ces troubles sensoriels, son intelligence n'est plus apte à juger avec bon sens. Les idées de superna-turalisme qui existaient plus ou moins nettes dans son esprit, prédominent et l'emportent complètement. En pré-sence de sensations de sentiments, qu'il n'admet pas comme siens, le malade est amené à les expliquer par une interven-tion surnaturelle. Or, les troubles qu'il ressent sont con-traires à ses tendances normales, il fait donc intervenir une divinité mauvaise, en général le diable: d'autant plus qu'il y est poussé, dans la majorité des cas, par son éducation anté-rieure, par une religiosité exagérée et par une certaine angoisse produite par les troubles qu'il ressent en lui.

Quant aux cas paradoxaux (athée devenant démonomania-que), ils s'expliquent facilement par ce fait, que l'individu a été primitivement amené à discuter des idées religieuses. C'est dans ces notions premières que le malade va puiser les notions de supernaturalisme, qui lui fourniront les éléments de son délire démoniaque.

Les auteurs ont émis diverses théories sur la genèse de la démonomanie, en les basant le plus souvent sur des observations peu nombreuses. Ainsi, Janet, d'un exemple qu'il a observé, tire une pathogénie, qu'il développe longue-ment. Notre opinion à nous repose sur une vingtaine d'observations; mais néanmoins, il nous semble bien difficile de juger les opinions de Maîtres tels qu'Esquirol, Griesinger, Schuele, etc... Nous laisserons ce soin aux médecins aliénistes, qui, dans l'avenir, pourront, dans l'examen de leurs malades, rechercher le bien fondé de telle ou telle théorie.

Nous avons vu se constituer le délire démonomaniaque; nous avons indiqué les étapes psychiques suivies par l'esprit du malade, recherchons maintenant les causes qui font naître ce délire.

CHAPITRE III

Avant d'entrer dans l'examen des causes de la démonomanie d'après les cas que nous avons eus à l'Asile, nous
rappellerons rapidement celles qui ont été signalées par les
auteurs.

Michéa insiste sur l'influence du sexe, les *femmes* étant
plus prédisposées que les hommes à cette forme d'aliénation.

Leuret et *Esquirol* montrent que les cas sont surtout fréquents dans la période comprise entre 40 et 50 ans, tandis
que *Schuele* insiste sur l'action des divers troubles produits
pendant l'évolution ou l'involution de l'individu, c'est-à-dire
au moment de la puberté, de la ménopause ou de la sénilité.

Cavalier et *Krafft-Ebing* insistent sur la fréquence des lésions utérines (psychoses génitales réflexes de Krafft-Ebing);
ce dernier signale l'influence de l'onanisme.

Macario fait intervenir les traumatismes moraux et physiques, les préjugés et l'ignorance, comme causes de la démonomanie. Avec lui, *Dagonet* insiste sur les causes morales,
les chagrins domestiques, la crainte et les frayeurs, les troubles religieux et les désillusions amoureuses.

Enfin, pour un grand nombre d'auteurs, l'hystérie serait
la grande cause, peut-être même la seule, de la démonomanie.

Si nous nous rapportons maintenant à l'examen des cas

que nous avons étudiés à l'Asile, nous voyons que, à côté des causes générales d'aliénation mentale, il en est de particulières prédisposantes et déterminantes, qui dirigent les malades vers la démonomanie.

Causes prédisposantes. — Parmi elles prédomine d'abord l'*hérédité*, en comprenant sous ce terme les différentes causes héréditaires décrites par MM. Mairet et Ardin-Delteil (1). Dans treize cas, nous observons parmi les ascendants un déséquilibre psychique. Enfin, nous trouvons un cas d'hérédité alcoolique, deux d'hérédité cérébrale (attaque et paraplégie), un d'hérédité physique (bacillose). Il n'y aurait que deux cas où les ascendants auraient été absolument sains; mais dans l'un d'eux, il s'agit d'une hystérique, ce qui laisse supposer l'existence de troubles héréditaires. Enfin, dans sept observations, les renseignements n'ont pas été pris.

Le *sexe féminin* constitue une cause prédisposante des plus nettes. Il est à remarquer, en effet, que les femmes représentent la presque unanimité de nos démonomaniaques (25 femmes, 1 homme), ce qui provient d'une émotivité et d'une sensibilité nerveuse plus marquée dans le sexe féminin, ainsi que d'une éducation religieuse plus intense.

Causes déterminantes. — Elles sont multiples, et nous retrouvons la plupart de celles signalées par les auteurs. Nos malades nous présentent presque toujours, soit des *troubles physiques*, soit des *troubles moraux*, et dans nombre d'entre eux, l'action simultanée de ces deux facteurs.

Ces troubles physiques sont produits par de multiples causes : masturbation, anémie, hémorragies, leucorrée, infection, etc. Toutes ces causes sont en relation étroite avec des troubles de la nutrition; aussi ne faut-il pas s'étonner de voir, comme au moyen âge, la démonomanie se développer

(1) Mairet et Ardin-Delteil. — Hérédité et prédisposition. Montpellier Coulet, 1907.

surtout dans des milieux où les conditions de la vie maté-
rielle laissent à désirer. C'est ce qu'indique très nettement
M. le docteur Fenayrou, au sujet des démonomaniaques aveyronnais, ainsi que nous le verrons plus bas.

Cette influence primordiale des troubles de la nutrition
est si nette, qu'elle est signalée par ceux-là mêmes qui ad-
mettent l'intervention du diable. Ils déclarent que celui-ci
profite de ces troubles physiques pour attaquer ses victimes.

« L'action du démon, dit Gœrres (1), *est certaine et positive*. Pendant qu'Olivier Manarens était recteur de la maison des Jésuites à Lorrette, celle-ci fut inquiétée par diverses
apparitions sur lesquelles ce vieillard de 86 ans fit les dépo-
sitions suivantes: d'abord un Maure apparut avec un vête-
ment gris à un *novice* belge et essaya de le faire apostasier.
Celui-ci ne voulant point céder à ses perfides suggestions, il
lui souffla sur le visage une vapeur tellement infecte, qu'il
en garda l'odeur pendant deux jours.

« Le diable sait faire du bruit. Il commença bientôt à faire du bruit dans une chambre éloignée; il semblait
que tous les meubles étaient jetés pêle-mêle, et cependant
tous étaient à leur place; il frappe, sait imiter le bruit du
chat qui dort, prend sa forme, et celles des animaux immon-
des.

« Le diable ne se contente pas des hallucinations de la vue
ou de l'ouïe, il donne des coups. Il sait choisir ses sujets, et
comme un *poltron ou comme un lâche, il ne s'attaque jamais
qu'à ceux qui sont gravement affaiblis par les jeûnes et les
maladies*, ou qui sont dans la fièvre et il n'ose le faire même
que la nuit. Si Manarens est *attaqué à son tour* par le démon, c'est *pendant une grande fièvre.* »

De même tous les saints, ou du moins la presque unani-

(1) Exemple tiré de M. Lefebvre, p. 237. Edition 1873 (d'après le D\u02b3 Charbonnier,
Debatty, p. 55).

mité d'entre eux, ont été tentés ou attaqués par le démon. Aussi, trouve-t-on dans la vie des saints ces deux phrases stéréotypées : « Il ne lui a rien manqué, comme aux plus grands saints : d'être tenté par le démon... Dieu l'a visité par des maladies ».

Jésus-Christ n'a-t-il pas débuté par l'abstinence et le jeûne, avant d'être obsédé par le démon ? Luther n'était-il pas très affaibli physiquement, lorsqu'il fut persécuté par le diable ?

Si nous avons développé longuement cette cause (troubles physiques, et surtout de la nutrition), c'est qu'elle nous paraît avoir une importance primordiale, d'autant plus, que les moyens d'améliorer les troubles physiques seront une des parties les plus importantes de notre traitement. Ce sont ces troubles qui créent les hallucinations, que les autres facteurs de la démonomanie dirigent vers un délire démonomaniaque.

Signalons encore *l'hystérie* parmi les causes déterminantes de la démonomanie. Mais actuellement elle ne joue pas un rôle aussi prépondérant que jadis, si nous nous rapportons aux écrits des auteurs anciens. En effet, ceux-ci ont donné la description de ces nombreuses crises convulsives produites par l'intervention supposée du diable. Crises qui étaient influencées par la présence de prêtres, et surtout des personnages officiels. Ils ont indiqué combien étaient fréquentes les zones d'anesthésie, les « stigma-diaboli » des démonologues. Les dessinateurs et les peintres nous ont représenté les attitudes que l'on peut retrouver chez les hystériques. Mais de nos jours, l'esprit des névrosés est dirigé vers d'autres idées, et c'est bien là une des causes de la diminution du nombre de nos démonomanes. Sur 26 cas de démonomanie observés à l'Asile, nous ne trouvons, en effet, que cinq cas d'hystérie confirmée et deux cas où elle ne peut être affirmée. De même, les observations modernes que nous avons reproduites et celles que nous avons rencontrées au cours de nos recherches ne nous fournissent qu'un nombre assez restreint d'hystériques.

Leuret, Schuele, Esquirol ont signalé *l'influence des périodes d'évolution et d'involution;* en particulier la ménopause aurait une action prépondérante. Les observations de l'Asile ne nous ont pas dirigé vers cette conclusion. Ainsi, de 23 à 40 ans, nous avons 11 cas, échelonnés suivant les divers âges ; de 40 à 50 ans, il y en a 11, et au-dessus de 50 ans, il en existe 9. On ne peut donc signaler une notable augmentation de la démonomanie au moment de la ménopause. D'autre part, un seul cas aurait débuté au moment de la puberté.

Il semble donc, d'après nos exemples, que les périodes de transformation de l'individu n'ont pas, dans le développement de la démonomanie, l'importance que lui ont donnée les auteurs ci-dessus.

Quant AUX CAUSES MORALES, elles sont multiples. Ce sont des soucis produits par des pertes d'argent (obs. II), une grande frayeur (obs. XI et XXIV), le chagrin produit par le déshonneur d'avoir été mis en faillite (obs. XV), par la mort d'un mari, d'une sœur, de ses enfants (obs. XVI-X-XXI), etc.....

Ces causes physiques et morales que nous venons de décrire n'existent ordinairement pas séparées, et la démonomanie survient en général sous l'influence de l'une et de l'autre. C'est ce que M. Fenayrou, dans le passage suivant, a très nettement expliqué (1) :

« Les prêtres et les prédications, dit-il, cherchent à frap-
» per, par des descriptions aussi vivantes que possibles,
» l'imagination des populations. Le tableau des châtiments
» réservés aux damnés prête, mieux que tout autre, à des
» développements de nature à impressionner l'esprit des

(1) FENAYROU. — Thèse de Toulouse 1894, p. 40-41.

» Aveyronnais et à entretenir chez eux la crainte de l'enfer
» nécessaire pour raviver leur foi et les maintenir dans le
» droit chemin. Ce n'est pas l'amour de Dieu qui domine,
» et les inspire, mais plutôt la crainte du démon, et la peur
» de l'enfer avec tous les supplices, qu'il comporte...» « C'est
» surtout à la suite de retraites que l'on observe la produc-
» tion des troubles mentaux dus aux préoccupations reli-
» gieuses : ce facteur a une influence particulièrement puis-
» sante à la fin du carême, où son action est facilitée et com-
» plétée par celle de l'affaiblissement physique résultant de
» nombreux jeûnes successifs et de l'insuffisance de l'ali-
» mentation. Certains esprits déjà prédisposés à la folie par
» le fait de leur débilité mentale, sont si vivement impres-
» sionnés par les prédications qu'ils entendent, que leur
» équilibre mental, naturellement instable, se trouve rompu,
» et que le délire ne tarde pas à apparaître. »

Les faits observés par l'auteur sont d'autant plus importants qu'il a pu suivre, depuis près de 20 ans, les aliénés
de l'Aveyron et qu'il a remarqué la diminution des cas de
démonomanie autrefois très fréquents; diminution parallèle
à l'atténuation de ces deux causes. Celles-ci ont produit dans
l'Aveyron de nombreux aliénés, et bien que leur nombre soit
plus restreint, il reste encore parmi les 400 malades de
l'Asile de Rodez, environ une cinquantaine de démonomaniaques. Le nombre proportionnel des malades est donc beaucoup plus élevé dans ce département que dans celui de
l'Hérault (25 sur 700). Cela tient évidemment au fait que les
les causes sus-indiquées sont beaucoup moins marquées dans
notre département. D'une manière générale le sentiment religieux est moins développé, la superstition joue un rôle relativement peu important chez les habitants de l'Hérault, tandis
que nous trouvons chez les Aveyronnais des croyances superstitieuses très développées, et une religion basée sur le senti-

ment de peur, beaucoup plus que sur le sentiment amour. Cette comparaison de deux départements voisins nous permet de montrer l'influence des causes déterminantes et nous servira d'indication pour notre traitement prophylactique.

CHAPITRE IV

Nous n'insisterons pas sur les caractères qui permettront de distinguer la démonomanie des diverses formes d'aliénation dont les signes cliniques ont quelque ressemblance avec elle.

Nous signalerons la zooanthropie, la zoopathie interne, et la démonolâtrie dont nous résumerons très brièvement les caractères; ce qui permettra de les séparer aisément de nos délires démoniaques.

La *zooanthropie* est la croyance de l'individu qui se croit transformé en animal. Il est devenu chat, loup, hiboux, etc. L'histoire des délires du moyen âge nous en fournit de nombreux exemples. Ces malades couraient les campagnes, marchaient sur les mains et les genoux, imitaient la voix des bêtes (origine de la légende du loup-garou).

La *zoopathie interne* est un délire cénesthésique produit par l'existence simultanée de troubles psychiques et viscéraux, qui font croire au malade qu'il a un ou plusieurs animaux dans le corps : lézard, araignée, chien, ver, salamandre. Mais tous ces animaux n'ont rien de surnaturel : ils gardent leur individualité propre. Une opération simulée, la suppression de la cause cénesthésique amènent la guérison, souvent d'une manière définitive.

La *démonolâtrie* est caractérisée par ce fait que le malade adore le diable; il croit avoir conclu un pacte avec lui. Il peut se transporter dans les airs, assister au sabbat, c'est-à-dire à des orgies présidées par Satan.

En somme, les caractères de ces diverses formes de délire se différencient nettement de nos délires démoniaques; c'est pourquoi nous n'entreprendrons pas un diagnostic différentiel.

Le diagnostic de délire démonomaniaque établi, il faudra rechercher s'il s'agit d'une simple idée délirante, qui vient colorer une forme d'aliénation mentale bien caractérisée, comme la paralysie générale, le délire chronique de persécution, ou au contraire, si on a à faire à une variété de démonomanie vraie.

Parmi les formes de démonomanie, nous signalerons la damnophobie, comme pouvant produire quelques difficultés de diagnostic. Nombreuses sont, en effet, les personnes qui redoutent l'au-delà, qui craignent les châtiments éternels. L'éducation religieuse est venue souvent exalter cette crainte de la vie supra-terrestre, et donner une forme concrète à cette peur. S'il fallait déclarer aliénée toutes les personnes qui redoutent le diable et l'enfer, il y en aurait bien peu de normales parmi les adeptes des diverses religions. Mais pour diagnostiquer la damnophobie-maladie, il faut s'appuyer sur les troubles de la personnalité. Le croyant, qui craint l'enfer, conserve toute sa sensibilité physique et morale. Le damnophobe se plaint de ne plus sentir comme autrefois, d'avoir une anesthésie morale plus ou moins marquée. Il ne peut trouver aucune tranquillité, tourmenté qu'il est par l'idée fixe de peur, le remords ou tout autre trouble de la sensibilité.

Nous ne nous arrêterons pas davantage sur cette distinction entre la damnophobie-maladie et la crainte de la damnation, d'origine religieuse, car une telle étude sortirait du cadre restreint de notre travail.

Enfin, il faut rechercher, au point de vue diagnostic, s'il existe chez le malade des troubles intellectuels et quels sont les stigmates physiques et psychiques qu'il présente. Cette recherche sera nécessaire pour pouvoir établir le pronostic mental des divers sujets. Si, en effet, il n'existe pas de trouble intellectuel, l'évolution du délire pourra se faire vers la guérison, ou se prolonger du moins indéfiniment, sans trop grande déchéance pour le malade.

Nous rappellerons à ce propos, l'observation du docteur G. Dumas (Paris 1909). Il s'agit d'une malade, Ariane, qui a conservé toute son intelligence, et qui est en proie aux persécutions du démon. L'intégrité de l'intelligence a persisté, le délire n'a fait que se modifier légèrement. Edouard (c'est ainsi qu'elle appelle son démon) est devenu tout à fait bon garçon : « Il chante pour la distraire; il devient même très pieux. Il l'accompagne à la messe, fait les mêmes prières qu'elle. Ariane trouve en lui un aide précieux. Au marché, Edouard luï dit : Ne prends pas ces œufs ; ils ne sont pas frais. Cette côtelette est dure, prends l'autre ».

En revanche, la présence de nombreux stigmates psychiques viendra aggraver le pronostic.

Examinons maintenant l'évolution des cas de démonomanie à l'Asile et les éléments qui nous permettront de prévoir leur terminaison. .

Le pronostic de la démonomanie est en général très sombre. Ainsi, sur les 26 cas que nous avons décrits dans notre deuxième partie, huit seulement ont évolué vers la guérison, seize se sont dirigés vers la chronicité et trois, à la suite d'états organiques sérieux, se sont terminés par la mort.

Cette gravité est surtout marquée pour les formes où les troubles de la personnalité sont le plus apparents. Les cas de guérison, très nombreux dans la damnophobie, deviennent exceptionnels dans la possession démoniaque. En effet, les

délires damnophobiques, qui ne présentaient pas d'hallucinations démonopathiques, ou du moins très légères, se sont
terminés par la guérison, sauf l'un d'entre eux, qui est devenu
un délirant chronique. Les 10 cas d'obsession démoniaque
ont présenté trois guérisons pour sept chronicités, et les
cinq cas de possession n'ont plus fourni qu'une guérison.
Enfin, les cinq malades devenus démonanthropes ont évolué
vers la forme chronique : l'un d'eux est mort à la suite d'une
affection organique, aucun cas ne s'est terminé par la guérison.

Parmi les faits étudiés, nous devons noter l'action de la
névrose hystérique dans l'évolution du délire. L'aptitude à la
désagrégation psychique de ces malades leur permet rarement d'évoluer vers la guérison, et amène dans ces cas de
fréquentes rechutes. Sur nos sept observations d'hystérie,
nous avons une guérison et une forme intermittente ; quant
aux cinq autres, elles se sont terminées par la chronicité.
Enfin, sur les cinq observations de démonanthropie que nous
avons eues à l'Asile, trois nous sont fournies par la névrose
hystérique. On peut donc considérer la coexistence de l'hystérie, comme une cause d'aggravation du pronostic chez nos
démonomaniaques.

Dans certains cas, l'amélioration physique se produit assez
rapidement, les hallucinations diminuent d'intensité, ou même
disparaissent; c'est que l'aliénation mentale tend vers une
guérison que l'on peut prévoir pour un temps plus ou moins
rapproché.

———

CHAPITRE V

Indications thérapeutiques

Bien que la démonomanie fasse actuellement moins de ravages que jadis, nous avons montré qu'elle existe encore plus ou moins fréquente dans les Asiles. L'étude de la démonomanie dans l'Aveyron et l'Hérault nous a permis de saisir l'influence de la situation sociale et religieuse dans ces deux départements. Nous retiendrons de cette étude deux indications prophylactiques importantes : 1° *Modifications de certaines tendances religieuses ; 2° développement du bien-être social.* Nous tirerons une dernière indication prophylactique du fait que les *périodes d'évolution et d'involution* auraient une influence étiologique marquée; d'après Leuret, Schuele et Esquirol. C'est par des indications et des desiderata que nous terminerons notre étude prophylactique.

Il serait désirable de voir disparaître de la religion chrétienne les pratiques trop fréquentes de nombreux prêtres, qui ne savent décrire à leurs fidèles, que les flammes de l'enfer, ses bûchers et ses tourments. Ils ne montrent dans la religion que ce qu'elle peut présenter de terrifiant; ils croient surtout nécessaire, pour maintenir les âmes dans le sentier du bien, de les menacer de châtiments éternels, et ils agrémentent leurs discours de descriptions saisissantes. (Nous avons nous-mêmes entendu dans le Tarn un sermon de ce genre prononcé dans le dialecte du pays.) C'est là un développement exagéré de la peur qui n'est pas sans danger. Il nous semble que, même chez des populations ignorantes, il serait possible de faire comprendre tout ce que la religion peut avoir de bonté et d'amour. L'influence des prêtres deviendrait plus saine, moins terrifiante, moins désastreuse, pour des cerveaux prédisposés à l'aliénation mentale. C'est en effet, à la suite d'un sermon, où un prêtre retraçait les tourments de l'enfer qu'une de nos malades est devenue délirante et que son délire a pris la forme démonomaniaque (obs. VIII). C'est parce que ce sentiment de peur, plus ou moins vague, persiste au fond de la conscience de la plupart de nos démonomanes, que nous voyons chez elles la folie prendre cette direction démonomaniaque. D'ailleurs, tout ce qui développe en nous le supernaturalisme, avec ses inquiétudes, ses apeurements, est fait pour donner à l'aliénation mentale une couleur démonomaniaque ou une couleur similaire; ainsi les folies spirites.

Nous pensons également que cette prophylaxie devrait s'étendre jusque dans les couvents.

Bodin (1), farouche démonologue en même temps que bon observateur, avait remarqué que la vie monastique produisait bien souvent des possédés du démon. Il s'était surtout rendu compte que, les douleurs morales ajoutées aux douleurs physiques et aux troubles sensoriels, ne pouvaient que faire des victimes. « De quoi, j'ai bien voulu advertir le lecteur afin qu'on prenne garde de ne forcer la volonté des jeunes filles qui n'ont point d'affection au vœu de chasteté. » Aussi, la règle des couvents gagnerait peut-être à interdire les vœux éternels et à n'engager les jeunes filles dans la vie monastique que pour une période renouvelable et très limitée. Nous n'avons pu nous procurer des renseignements très précis sur les règles observées dans certains couvents qui fournissent

____

(1) BODIN, Livre III, chap. VI, p. 162.

encore de nos jours, de nombreuses malades démonomaniaques. Il est probable cependant que cet état mental particulier
est en relation étroite avec une vie de privations incessantes,
une nourriture quelquefois peu abondante, un état général
d'affaiblissement physique et intellectuel. C'est pourquoi il
conviendrait de faire comprendre aux prêtres directeurs de
conscience de ces religieuses que ces « Crises d'âme » qu'ils
observent si souvent, pourraient bien être parfois un achemi-
nement vers l'aliénation mentale ; dès lors, les malades gagne-
raient à s'occuper de leur santé, à prendre du repos, et surtout à ne pas être poussées vers le jeûne et les pratiques trop
sévères qui sont susceptibles d'exalter leurs souffrances, et
d'augmenter le trouble profond de leur état mental.

Cette prophylaxie devra aussi avoir pour but le *développement du bien-être social*. Par les lois sur l'assistance aux
vieillards, aux infirmes, le législateur supprimera en partie la
misère et les préoccupations morales, et ainsi, une des causes
les plus fréquentes des délires démoniaques. Par la préoc-
cupation constante d'améliorer les conditions économiques
des régions les plus misérables, il pourra prévenir le développement de l'aliénation mentale, et en particulier de la
démonomanie. C'est ainsi que dans l'Aveyron, la construc-
tion d'une ligne de chemin de fer, l'amélioration du rende-
ment des terres par l'emploi de la chaux en agriculture et
la facilité de son transport, a produit un bouleversement éco-
nomique dans la région qui a vu s'améliorer sa situation dans
des proportions considérables. La misère est moins répandue,
la démonomanie est plus rare.

Si les exemples que nous avons eus à l'Asile nous montrent que, pour la démonomanie, l'influence des périodes
d'évolution ou d'involution, des « nœuds vitaux », selon
l'expression de M. le Professeur Mairet, n'est peut-être pas
aussi puissante que l'indiquent Leuret, Schuele, Esquirol ;

elle n'en existe pas moins dans certains cas, et il ne faudra pas négliger ces diverses périodes. Le médecin devra se préoccuper des troubles qui, au moment de la puberté, viennent exagérer les tendances natives de la jeune fille. L'équilibre mental est alors rompu, et il faut tous les soins de la famille, du médecin, pour éviter que ces troubles ne deviennent définitifs. Ainsi, la malade de l'observation (XI), au moment de la puberté, n'avait plus la même mémoire, ne jouait pas avec les jeunes filles de son âge, était triste: des soins assidus auraient peut-être arrêté l'évolution de son délire, qui dure depuis des années. Debacker donne, en effet, un exemple de démonomanie chez un adolescent, où il a suffi de soins hygiéniques, de repos, de séjour à la campagne pour arrêter définitivement les terreurs damnophobiques qu'il présentait. De même, au moment de la ménopause, chez les prédisposées, le médecin devra se préoccuper des troubles moraux et physiques qui surviennent. Il ne devra pas rester sur l'expectative et attendre que la fin de la ménopause amène la guérison de la malade. Il devra conseiller à la famille de veiller plus attentivement sur elle, de la distraire, d'éviter qu'elle ne concentre son esprit sur les changements qui surviennent en elle. Il faut empêcher qu'elle s'aperçoive trop de l'anesthésie plus ou moins complète de ses sens, ce qui pourrait la jeter dans une dévotion exagérée, où elle ne trouverait que la folie au lieu de la tranquillité et du calme. D'autre part, le médecin devra soigner l'état physique de sa malade.

Malgré tous les moyens employés pour éviter cette forme d'aliénation, celle-ci ne continuera pas moins à exister longtemps encore; c'est pourquoi, il faut rechercher les *moyens thérapeutiques* que nous pouvons mettre en usage pour la combattre. Ils seront de deux sortes; suivant qu'il s'agit d'une collectivité, *d'une épidémie*, ou au contraire d'un individu, d'un *cas sporadique*.

Lorsqu'il existera une ÉPIDÉMIE DÉMONOMANIAQUE, il faudra recourir comme il a été fait à Morzines, à l'intimidation de la population et à la dispersion des possédés. L'arrivée de soldats, de gendarmes, produira sur l'esprit des foules une impression suffisante pour arrêter la contagion. Il sera nécessaire surtout d'interdire les exorcismes officiels, faits en grande pompe, qui guérissaient peut-être quelques cas isolés, mais qui étaient surtout un des facteurs les plus importants de contagion. Les possédés devront être changés de localité, envoyés dans des asiles, où ils seront isolés et où ils recevront un traitement individuel.

Pour obtenir la guérison des CAS ISOLÉS, on a proposé *l'exorcisme, les soins moraux* et *les soins physiques.*

L'exorcisme a pu, dans certains cas, amener la guérison. Il importe peu que celui-ci soit opéré suivant les formules consacrées par l'Eglise ou suivant des expressions quelconques; le point essentiel est de produire une suggestion suffisante : pourvu que le trouble de la personnalité ne soit pas trop profond, ou trop ancien, la guérison pourra être obtenue de ce fait. C'est chez les hystériques que la suggestion sera le plus efficace, surtout si l'on peut agir par l'hypnotisme. La guérison dans le cas décrit par M. Janet semble être due en grande partie à cette influence. Certains auteurs ont même proposé la supercherie. C'est ainsi que Leuret (1) cite une observation de Zacutus Lusitanus, où celui-ci guérit un damné, en lui faisant annoncer par un ange que Dieu lui remettait ses péchés. Il s'agissait d'un noble Portugais qui recouvra une santé parfaite. Ajoutons néanmoins que de nos jours ce moyen de traitement aurait peut-être une influence moins efficace; voilà pourquoi nous accorderons la préférence *aux soins physiques et moraux.*

Au point de vue physique, il faudra supprimer l'abstinence,

____

(1) LEURET. Du Traitement moral de la folie, p. 425.

essayer de rétablir la santé chancelante des malades, les tonifier, relever leur nutrition. Nous emploierons les médicaments suivants : le *quinquina sous ses différentes formes; l'arsenic*, sous la forme de liqueur de Fowler. ou en injections; hypodermiques de cacodylate de soude, les *glycéro-phosphates de fer, de chaux, de quinine*. L'individu sera calmé par une *hydrothérapie active*, avec bains plus ou moins prolongés, suivant les cas; par des médicaments *hypnotiques*, et surtout par le *sulfonal*.

Au point de vue moral, on devra obliger les malades à faire des promenades, à s'intéresser à un travail manuel peu fatigant, mais qui les empêchera de s'absorber dans leurs idées délirantes. Il est tout à fait inutile d'essayer de les convaincre de la folie de leurs idées. Les raisonnements ne les persuadent pas. C'est par l'autorité morale qu'il faut les dominer, et au besoin, employer la sévérité. L'observation X en est un exemple probant.

Il faut *éviter l'isolement* du malade au sens complet du mot. Celui-ci doit se sentir surveillé, soutenu. La volonté qui lui manque doit être remplacée par celle du médecin.

Les *exercices religieux* devront-ils être permis ?... A la vérité, les malades ne retirent le plus souvent que peines et tourments de la prière; leur anesthésie les empêche de trouver le calme dans ces pieux exercices. On devra donc les interdire jusqu'au jour de la guérison définitive.

Il est de nombreux cas, comme nous l'avons vu, où la désagrégation de la personnalité est complète, où les hallucinations sont trop intenses pour qu'il soit possible d'obtenir la guérison. Le traitement sera alors symptomatique, et l'internement continu deviendra obligatoire, car ces malades, tourmentés nuit et jour, finissent parfois par le suicide. A l'asile, on diminuera leur angoisse par les bains prolongés, les hypnotiques qui pourront leur procurer un calme relatif.

CONCLUSIONS

La démonomanie ou folie du démon est une forme d'aliénation mentale, dans laquelle le délire est sous l'influence de l'intervention supposée de Satan, ou de tout autre mauvais esprit.

De l'histoire à travers les âges de cette forme d'aliénation, se dégagent quatre ordres de faits :

1° La démonomanie est fréquente aux époques de troubles dans les croyances religieuses;

2° La démonomanie est en relation étroite avec la misère physiologique résultant de souffrances physiques et morales.

3° La démonomanie est une forme contagieuse de délire lorsque règnent les causes précédentes ;

4° Les auteurs médicaux, influencés par les tendances générales de leur époque, n'ont étudié la démonomanie d'une manière vraiment scientifique qu'à partir du XIX° siècle.

L'étude clinique de la démonomanie doit comprendre celle de la damnophobie, de la démonapathie et de la démonanthropie.

La DAMNOPHOBIE est à la base de la généralité de nos observations. Le début est marqué par un des symptômes suivants : peur, trouble moral, remords, anesthésie de la conscience, tristesse, sensation d'oppression, et par suite, modifications dans la manière de sentir, d'où, troubles de la personnalité. La terreur de la damnation apparaît ensuite.

La DÉMONOPATHIE comprend l'*obsession* et la *possession démoniaques*. Elle est unie à des hallucinations, surtout de la vue et de l'ouïe et entretenus par elles. Au début, il existe des troubles psychiques semblables à ceux de la damnophobie. Les troubles anesthésiques, les hallucinations psycho-motrices viennent entretenir l'idée de possession démoniaque, et produisent un dédoublement de la personnalité.

La DÉMONANTHROPIE représente la disparition complète de la personnalité du malade, qui est remplacée par celle d'un esprit mauvais. Le moi normal disparaît progressivement et lentement: cette disparition est souvent rapide, lorsque coexiste la névrose hystérique. Il y a, en outre, et dès le début, disparition de la sensibilité morale et cénesthésique (absence de remords, de pitié...). Le délire est essentiellement chronique. Mais ces divers groupes ne sont pas nettement tranchés et l'on retrouve dans chacun d'eux des symptômes des autres formes.

La démonanthropie représente-t-elle l'étape dernière dans l'évolution d'un délire qui, successivement, passerait par la damnophobie et la démonopathie? Deux observations nous entraînent vers cette idée, mais de plus nombreux exemples seraient nécessaires pour pouvoir l'affirmer. L'étude des caractères symptomatiques conduit à ranger la démonomanie dans le groupe des mélancolies ou lypémanies.

Le délire démonomaniaque résulte d'un *trouble de la personnalité* lié à des sensations et à des sentiments nouveaux non adéquats au moi physiologique du sujet et d'origine morbide. Celui-ci est ainsi amené à les rapporter à un autre « moi ». Ne pouvant trouver une explication naturelle, il fait alors intervenir des notions de supernaturalisme, dont il est plus ou moins imprégné, d'autant plus que les perversions qu'il présente amènent en général de l'angoisse. Il pense alors qu'un être mauvais et surnaturel est la cause du dédoublement de sa personnalité qui, plus tard, peut, dans certains cas, se transformer.

Des causes prédisposantes et déterminantes interviennent dans le développement de la démonomanie. L'*hérédité* (dans ses formes vésanique, psychique, cérébrale, alcoolique...) et une *religiosité exagérée*, représentent les principales causes prédisposantes. Comme causes déterminantes, il existe toujours des *troubles physiques et moraux*. Nous avons spécialement signalé les déviations de la nutrition, l'hystérie et l'influence de l'éducation religieuse à direction terrifiante.

La démonomanie est facilement distinguée de la zoanthropie, de la zoopathie interne, et de la démonolâtrie, par les divers caractères que nous avons résumés. La damnophobie doit en outre être distinguée de la simple crainte de la damnation d'un sujet religieux. Cette distinction sera établie par la présence de troubles de la personnalité chez le damnophobe. Quant à la gravité du délire démonomaniaque, elle dépend surtout du degré des troubles de la personnalité. La coexistence de l'hystérie paraît être une cause d'aggravation. Le pronostic mental devient très sombre, si, malgré l'amélioration de l'état physique, il y a persistance des hallucinations démonomaniaques.

Enfin, le traitement sera avant tout prophylactique. Diminution dans la rigueur de la règle des couvents; éducation générale des enfants, sans prédominance de l'instruction religieuse du moins dans ce qu'elle a de terrifiant, surtout chez les débiles et les prédisposés : amélioration des conditions morales et physiques. Mais le traitement doit être aussi curatif. L'évolution des épidémies sera arrêtée par le déploiement de la force armée ou par toute autre manifestation de l'autorité, pouvant produire une action suggestive sur l'esprit des foules. On isolera, en outre, dans divers Asiles, les possédés, cause de la contagion. Enfin, les *soins physiques* (surtout relèvement de la nutrition viciée ou pervertie), *l'autorité morale* du médecin, l'internement et la surveillance assidue, afin d'éviter tout suicide, constituent les moyens de traitement des cas individuels de demonomanie.

Les conclusions que nous venons de résumer représentent les idées qui nous paraissent émerger le plus nettement de notre esquisse historique et de notre étude clinique.

D'autres considérations auraient pu être dégagées, surtout de la partie historique; et sans nul doute le lecteur aura lui-mêmè noté en passant un certain nombre d'entre elles que nous n'avons pas relevées.

Mais nous avons voulu limiter notre travail; nous avons simplement essayé de montrer qu'il existe de nombreux liens entre les démonomaniaques d'autrefois et ceux d'aujourd'hui, et qu'au fur et à mesure de l'atténuation des causes de démonomanie, cette maladie mentale a cessé d'affecter la forme épidémique, pour devenir uniquement sporadique.

Ne resterait-il pas néanmoins à synthétiser cette étude et à montrer un démonomane, toujours le même, dégagé de l'influence de son temps; ne conviendrait-il pas aussi d'examiner très attentivement l'époque contemporaine, au triple point de vue religieux, moral et social? Peut-être trouverait-on dans cette recherche certains des éléments que nous avons rencontrés durant les périodes les plus fécondes en épidémies démoniaques. On pourrait craindre, dans un avenir plus ou moins lointain, de nouvelles apparitions d'épidémies, car si la démonomanie semble actuellement abandonner peu à peu les milieux ignorants, elle tend, par contre, à se montrer dans les villes où elle atteint des cerveaux, qui, débilès dans leur fond, paraissent normaux intellectuellement. C'est qu'en

ffet les idées de supernaturalisme prennent, semble-t-il, un
ssor nouveau. Sans parler de l'occultisme et de ses phéno-
nènes troublants, qui hantent les esprits les plus cultivés,
es découvertes récentes et concrètes de la science elle-même,
ncitent l'homme à se lancer dans l'examen et l'étude des
aits surnaturels. La radium-activité n'a-t-elle pas montré
que, sous un infime volume, existent des forces immenses, qui
ne s'épuisent pour ainsi dire pas?

Ce sont là des réflexions qui méritent certainement des
études plus complètes, et que des médecins aliénistes pourront un jour ou l'autre mener à bonne fin.

BIBLIOGRAPHIE

ABBÉ X. (l'). — Le démon cause et principe des maladies et moyeu de les guérir. Paris, 1828. C. Dillet, libraire éditeur.

ABRICOSSOF (Mᵐᵉ).— L'hystérie aux XVIIᵉ et XVIIIᵉ siècles. Thèse de Paris, 1897. (Bibliothèque Faculté Médecine, Montpellier.)

ANDRIANJAFY. — Le Ramanenjana à Madagascar (choréomanie d'origine palustre). Thèse de Montpellier, 1902. (Bibliothèque Faculté Médecine, Montpellier.)

Anthropologie.— Bulletins et mémoires de la Société d'Anthropologie de Paris, Vᵒ série, tome IX, 1908. Notes détachées sur les Japonais par H. Ten Kate, p. 178. (Bibliothèque Ville Montpellier.)

ARSIMOLES (L.). — Deux cas de mélancolie anxieuse. *Archives générales de Médecine*, 1906, p. 790. (Bibliothèque Faculté Médecine, Montpellier.)

AUBIN. — Histoire des diables de Loudun, ou de la possession des religieuses Ursulines, et de la condamnation et du supplice d'Urbain Grandier, etc. Amsterdam, la Compagnie, 1716, in-12. En sous-titre : Cruels effets de la vengeance du Cardinal de Richelieu. (Bibliothèque Ville de Montpellier.)

AUGUSTIN (Saint). — Cité de Dieu, livre XV, chapitre 23.

AURÉLIAN (Le Père). — Rapport sur un cas d'exorcisation (13 et 14 juillet 1891) dans le cloître des Capucins de Wending). *N. Iconog. de la Salpêtrière*, Paris, 1893, — p. 56-64. (Bibliothèque Faculté Médecine, Montpellier.)

AXENFELD. — Conférences historiques faites pendant l'année 1865, Paris. Faculté de Médecine de Paris. Germer Baillière, éditeur. Article de Axenfeld, sur Jean Wier et les sorciers. (Bibliothèque du professeur Jeanbrau.)

BABCOCK (W.-L.). — From. demoniacal possession to insanity. *Am. J. Insan.*, 1896-97, p. 404-409. (Bibliothèque Faculté Médecine, Montpellier.)

BALLET (Gilbert). — Traité de pathologie mentale, Paris, 1903. Octave Doin, éditeur, p. 288.

BATAILLE (Dr). — Le diable au XIXe siècle. Edit., Delhomme et Brignet (d'après Thèse Regnault, Bordeaux 1898.)

BARATOUX. — Les possédées de Plédran de 1881 (sept enfants de la même famille). *Progrès médical* 1881, p. 550. (Bibliothèque Faculté Médecine, Montpellier.)

BARTELS (M.). — Islaendischer Branch und Volksglaube ni bezug auf die Nachkommenschaf (Coutumes et croyances Islandaises concernant la grossesse et l'accouchement). Zeits chrift fur Ethnologie, tome XXXII, 1900, p. 52. (Bibliothèque Ville, Montpellier.)

BESSON (H.). — Note sur quelques phénomènes de « possession » en Kabylie. Archives de psychologie. Genève, tome VI, 1907. Bibliothèque Faculté de Médecine de Paris, nº 131 743.)

BENET (A.). — Procès-verbal fait pour délivrer une fille possédée par le malin esprit à Louviers, d'après le manuscrit original et inédit de la Bibliothèque Nationale, avec introduction de B. de Moray. Bibliothèque diabolique, Paris, 1883. Herissez, édit. (Bibliothèque Ville, Montpellier.)

BIBLE (La Sainte). — Traduction de M. de Genoude. Paris, Pourrat frères, 1837.

BINET-SANGLÉ. — Le Prophète Samuel. *Annales médico-psychologiques*, septembre 1903 à mars 1904. (Bibliothèque Faculté Médecine de Montpellier.)

BODIN.— De la démonomanie des sorciers, par Bodin-Angevin, Paris, chez Jacques du Puys, libraire juré (Février 1580). (Bibliothèque Ville, Montpellier.)

BOISSIER DE SAUVAGES. — Nosologie méthodique dans laquelle les maladies sont rangées par classes suivant le système de Sydenham et l'ordre des botanistes. Paris, chez Hérissant le fils, MDCCLXXI, tome second, p. 739 à 744. (Bibliothèque Ville, Montpellier.)

BONFIGLI (C.). — Un caso di demonopatia; considerazioni sulla patogenesi e natura di questa forma mentale. Riv. sper.

di freniat. Reggio-Emilia, 1894, p. 341-360. D'après l'analyse de l'article dans les *Archives de Neurologie*, 1895, p. 469. (Bibliothèque Faculté Médecine, Montpellier.)

BORDELON (L.). — Histoire des imaginations extravagantes de Ms Oufle, causées par la lecture des livres qui traitent de la magie, des démoniaques, sorciers, etc., in-8º, 1710. Bibliothèque Nationale, nº 74622.)

BOUCHET (H.). — Relation sur l'épidémie de Morzine. Thèse de Lyon, 1899-1900, nº 55. (Bibliothèque Faculté Médecine, Montpellier.)

BOURNEVILLE. — La possession de Jeanne Féry, religieuse professe du couvent des Sœurs-Noires de la ville de Mons (1584). P. Delahaye et Lecrosnier, 1886, in-8º (Lyon). Bibliothèque Ville, Montpellier.)

BOURNEVILLE. — Bibliothèque diabolique, Paris 1883-1890. Delahaye et Lecrosnier in-8º. (Bibliothèque Ville, Montpellier.)

BOURNEVILLE et REGNARD. — Iconographie photographique de la Salpêtrière, 1878, p. 30. (Bibliothèque Faculté Médecine, Montpellier.)

BOGUET (Henry). — Discours des sorciers, Lyon, 1603. Jean Pillehotte, édit. (Bibliothèque Universitaire, Montpellier.)

BRIERRE DE BOISMONT (Dr). — Observation de démonomanie : deux ans de durée, guérison instantanée. In *Gaz. des Hôpitaux*, nº du 7 mars 1843. (Bibliothèque Faculté Médecine, Montpellier.)

BRIERRE DE BOISMONT (Dr). — Des hallucinations ou histoire raisonnée des apparitions, des visions, des songes, de l'extase, du magnétisme et du somnambulisme, 2e édition. Germer Baillière, Paris, 1852. (Bibliothèque Ville, Montpellier.)

BRIERRE DE BOISMONT (Dr).— Des maladies mentales, 1866. Paris, librairie Germer Baillière, p. 737. (Bibliothèque Ville, Montpellier.)

BRUEYS (De). — Histoire du fanatisme de notre temps, à Utrecht, (1737). (Bibliothèque Ville, Montpellier.)

BUCHON. — Chronique de Enguerrand de Monstrelet, Paris 1826. Verdière, éditeur. (Bibliothèque Ville, Montpellier.)

BUGIEL (V.).—La démonologie du peuple polonais. Pièce in-8º. M. 2918. (Bibliothèque Nationale.)

Burlet (Philibert). — Du spiritisme considéré comme cause d'aliénation mentale, Lyon 1863. Maladies mentales. Recueil
5546. (Bibliothèque Ville. Montpellier.)

Calmeil. — De la folie. Paris, 1845. Baillière. (Bibliothèque Faculté
Médecine, Montpellier.)

Calvin (Jean). — Institution de la religion chrétienne MDCXII
(Bibliothèque Ville, Montpellier.)

Cavalier. — Etude médico-psychologique sur la croyance aux sortilèges à l'époque actuelle. Montpellier, 1868. Boehm et fils,
Montpellier. (Bibliothèque Ville, Montpellier.)

Charbonnier-Debatty (Dr). — Maladies et facultés diverses des
mystiques. Mémoire publié par l'Académie royale de médecine de Belgique. Bruxelles, 1875. Henri Manceaux, libraire,
p. 55, 178, 251. (Bibliothèque personnelle.)

Charcot et Richer. — Les Démoniaques dans l'art. (Bibliothèque
Faculté Médecine, Montpellier.)

Chervin (Dr Arthur). — Anthropologie bolivienne, 1908. Paris, Imprimerie Nationale, t. I. (Bibliothèque de M. le Professeur
E. Grynfeltt.)

Codeluppi (V.). — Indemoniati, exorcismi. Scuola positiva, 1906, p.
191 à 200. (Bibliothèque de Lyon, n° 138244.)

Coignard (Charles de). — Le merveilleux et la sorcellerie au XVIIIe
siècle. Société d'hypnologie et de Psychologie, séance du
mardi 23 février 1904. (Bibliothèque Faculté Médecine,
Montpellier.)

Dagonnet. — Traité des maladies mentales. Paris, 1894. (Bibliothèque Faculté Médecine, Montpellier.)

Davies (T. Witton). — Magie, divination, and demonology among
the Hebrews and their meighbours, including an exami-
nation of biblical references and of the biblical terms, by
T. Witton Davies... London, J. Clarke (1898). In-16 (8° R.
16137). Bibliothèque Nationale.)

Daremberg (Ch.). — La Médecine. Histoire et Doctrines. Paris, 1865.
Didier et Cie, éditeurs. (Bibliothèque Faculté Médecine,
Montpellier.)

Debacker. — Des hallucinations et des terreurs nocturnes chez les
enfants et les adolescents. Thèse Paris, 1881. (Bibliothèque
Faculté Médecine, Montpellier.)

DELASSUS (Jules).— Les Incubes et les succubes. Paris MDCCCXCVII. Société du *Mercure de France*, 15, rue de l'Echaudé-Saint-Germain (8º R. 15046). (Bibliothèque Nationale.)

Démon. — Dictionnaire Encyclopédique des Sciences Médicales, p. 661. (Bibliothèque Faculté Médecine, Montpellier.)

Démonomanie. — Dictionnaire Encyclopédique des sciences médicales. Article de Ant. Ritti, p. 682 à 793. (Bibliothèque Faculté Médecine, Montpellier.)

Démonopathie endémique. Terrible exemple de cinq enfants d'un paysan de Palerme frappés en même temps de démonomanie. *Archives de Neurologie*, 1891. (Bibliothèque Faculté Médecine, Montpellier.)

DIDON (Le Père). — Jésus-Christ. Paris, 1902. Librairie Plon, p. 318 à 330.

DOUTTÉ (Edmond). — Magie et Religion dans l'Afrique du Nord. Alger, 1909. Ad. Jourdan, libr. (Bibliothèque personnelle.)

DRAUSSIN (Ulric). — Les démoniaques au temps de N. S. Jésus-Christ. Thèse de la Faculté de théologie protestante de Paris, 21 juillet 1902 (Bibliothèque de Montauban.)

DUBUISSON (Jacquelin). — Des vésanies ou maladies mentales. Paris, 1816. Egron, édit. (Bibliothèque Ville Montpellier.)

DUHEM (Paul). — Contribution à l'étude de la folie chez les spirites. Thèse Paris, 1904. (Biblioth. Faculté Médecine, Montpellier.)

DUMAS (Dr Georges). — Le Diable en Thiérache. *La Revue de Paris*, 1er janvier 1909, p. 171. (Bibliothèque Ville, Montpellier.)

—   Une démoniaque en 1908 (à Paris). Conférence analysée par M. Jules Causit. *Le Petit Temps*, nº 2693, 28 mars 1909.

DUPAIN (J.-M.). — Délire religieux historique et séméiologie. Thèse de Paris, 1888. (Bibliothèque Faculté Médecine, Montpellier.)

DUPOUY (Edmond). — Le moyen âge médical. Les médecins au moyen âge. Les grandes épidémies. Démonomanie. Sorcellerie. Spiritisme. La médecine dans la littérature du moyen âge. Historiens. Poètes. Auteurs dramatiques. Paris, Meurillon, libraire, 1888. (Bibliothèque Nationale.)

EDWARD (Mgr Henry). — La nature du démon familier de Socrate. Séance de l'Institution royale de Londres, 1876. Extrait des *Ann. méd. psch.*, 1876, p. 302. (Bibliothèque de la Faculté de Médecine, Montpellier.)

Ellis (N.-C.). — Traité de l'aliénation mentale ou de la nature des causes, des symptômes et du traitement de la folie. Traduction de Th. Archambault. Paris, 1840. Just Rouvier, éditeur. (Bibliothèque Ville, Montpellier.)

Enjoy (Paul d'). — La médecine et la magie en Indo-Chine. (*Revue scientifique*, 28 juin 1896, p. 781. (Bibliothèque Universitaire de Montpellier.)

— Le spiritisme en Chine. *Bulletin de la Société d'Anthropologie de Paris*, 1906, p. 87 à 100. (Bibliothèque Universitaire de Montpellier.)

Esquirol. — Nouveau traité pratique des maladies mentales. Paris, 1876, p. 236.(Bibliothèque Faculté de Médecine, Montpellier.)

Fenayrou (Dr A.). — La folie dans l'Aveyron. Contribution à l'étude des folies rurales. Thèse de Toulouse, 1894. (Bibliothèque Médecine, Montpellier.)

Figuier (Louis). — Histoire du merveilleux dans les temps modernes. 2e édition, trois volumes. Paris, 1860. Hachette, libraire. (Bibliothèque Ville, Montpellier.)

Garnier (S.). — Barbe Buvée, en religion sœur de Sainte-Colombe, et la prétendue possession des Ursulines d'Auxonne (1658-1663). Etude historique et médicale, d'après les manuscrits de la Bibliothèque nationale et des Archives de l'ancienne province de Bourgogne), avecpréface de M. le D. Bourneville. Paris, Félix Alcan, 1895. (Bibliothèque Ville, Montpellier.)

Gener (Pompeyo). — La mort et le diable. Histoire et philosophie des deux négations suprêmes. Paris, 1880. Reinwald, libraire, 15. rue des Saints-Pères. 8º R. 10362. (Bibliothèque Nationale.)

Georget (M.). — De la folie. Considérations sur cette maladie. Paris, 1820. Crevot, libraire. (Bibliothèque Ville, Montpellier.)

Gilles de la Tourette. — Sur un tableau perdu de Rubens, représentant la guérison de possédés. *N. iconogr. de la Salpêtrière.* Paris, 1892, v. 119, 2 phot. (Bibliothèque Faculté de Médecine, Montpellier.)

Gilles de la Tourette et G. Legué. — Sœur Jeanne des Anges, supérieure des Ursulines de Loudun (xviie siècle). Autobiographie d'une hystérique possédée. Paris, 1886. A. Delahaye et Lecrosnier. (Bibliothèque Ville, Montpellier.)

GODARD (Charles).— Les croyances chinoises et japonaises. Paris, 1901.
Bloudet et Barral, libraires. 8° R. 14946. (Bibliothèque
Nationale.)

GRASSET (Dr J.). — L'Occultisme Hier et Aujourd'hui, 1908. Coulet et
fils, édit. Montpellier, p. 228.

GRIESINGER (W.). — Traité de maladies mentales, trad. du Dr Doumic.
Paris, 1865. (Bibliothèque Faculté Médecine, Montpellier.)

GUARDIA (J.-M.). — La Médecine à travers les siècles. Paris, 1865.
Baillière, éditeur. (Bibliothèque Médecine, Montpellier.)
—   Histoire de la Médecine d'Hippocrate à Broussais et ses
successeurs. Paris, Octave Doin, éditeur. (Bibliothèque
Faculté Médecine, Montpellier.)

GUISLAIN.— Leçons orales sur les Phrénopathies ou traité théorique
et pratique des maladies mentales. J. Guislain, de l'Université de Gand. Gand, 1852. Hebbelynk, éditeur. (Bibliothèque
Ville, Montpellier.)

HAUTERIVE (Ernest D'). — Démoniaques d'aujourd'hui et d'autrefois.
Monde moderne. Paris, 1902, II, juillet, 82–86. (Bibliothèque
Ville, Montpellier.)

HEITZ (J.). — Les démoniaques et les maladies dans l'art byzantin,
N. iconog. de la Salpêtrière. Paris, 1901, XIV, 86–96. 3 pl.
13 fig. (Bibliothèque Faculté Médecine, Montpellier.)

HÉLOT (Dr Ch.). — Névroses et possessions diaboliques. Paris, 1897.
Bloud et Banal, édit. T. 85, p. 1156 (Bibliothèque Nationale.)

HENRY (Victor). — La Magie dans l'Inde antique. Paris, 1909. E.
Nourry, libraire. (Bibliothèque personnelle.)

HÖFLER. — Le Démonisme médical. (*Centrablat für Anthropologie.*
T. V. 1900, p. 1). Ex : Janus, p. 196. Année 1900. (Bibliothèque Faculté Médecine, Montpellier.)

HOUDAS (O.) et W. MARÇAIS. — El Bokari. Les traditions islamiques
traduites de l'arabe avec notes et index. Paris, 1906. Imprimerie Nationale. (Bibliothèque Ville Montpellier.)

HOWDEN (Dr James). — Les sentiments religieux chez les épileptiques.
Extrait *Ann. Médic. psych.*, 1876, p. 271–274. (Bibliothèque
Faculté Médecine, Montpellier.)

HUYSMANS (J.-K.).— Là-Bas. Paris, 1908. Plon-Nourrit, libraire.

HYVERT (Roger). — Contribution à l'étude historique des délires
religieux. Paris (thèse de 1889). (Bibliothèque Faculté
Médecine, Montpellier.)

IMBERT-GOURBEYRE (D^r). Les Stigmatisés. Paris, 1873.

JACOB (P.-L.), bibliophile (Pierre Dufour). — Curiosités de l'histoire des croyances populaires au moyen âge. Paris, 1859. Adolphe Delahaye. (Bibliothèque Ville Montpellier.)

JAILLET (D^r). — Superstitions ardennaises (*Union médicale du Nord-Est*, 1894). (Bibliothèque Faculté Médecine, Montpellier.)

JANET. — Un cas de possession. Névroses et idées fixes. Paris, 1904. 2e édition, I. chap. X, p. 375. (Bibliothèque Faculté Médecine, Montpellier.)

JEANNE DES ANGES (Histoire de). — Autobiographie. (Voir Gilles de la Tourette et Leguè.)

JOHANNEM. — Evangelicum secundum XVIII. (Bibliothèque Faculté de Médecine.)

KAORSBERG (Dr H. S.). — Le satanisme, la possession et la magie noire d'un point de vue scientifique et médical. Copenhague, 1896. *Glydendal*, p. 41. Ex. : Janus, p. 541. Année 1896-97. (Bibliothèque Faculté Médecine, Montpellier.)

KERNEIS. — Délires de zoopathie interne, Thèse de Bordeaux, 1907. (Bibliothèque Faculté Médecine, Montpellier.)

KORAN. Sourate II. — Traduction Kasimiaski. Paris, 1869. (Bibliothèque Ville, Montpellier.)

KRAFFT-EBING (Dr R. VON). — Traité clinique de psychiatrie, trad. du D^r, E. Laurent. Paris, 1897. (Bibliothèque Faculté Médecine, Montpellier.)

KRAÏNAKI. — Epidémie de cris obsédants (Clicouchestwo), de possession et de démonisme en Russie, par Kraïnaki. Conférence de la clinique neuro-psychiatrique de Pétersbourg, séance du 28 octobre 1899. *Vracht*, 1900, p. 52–54. *Revue de Neurologie*, 1901, p. 34. (Bibliothèque Faculté Médecine, Montpellier.)

LADAME (D^r). — Procès criminel de la dernière sorcière, brûlée à Genève le 6 avril 1652. Paris, 1888. A. Delahaye et Lecrosnier. (Bibliothèque Ville, Montpellier.)

LAKTIN (M.-J.). — (Revue historique sur la théorie de la possession démoniaque). Abozr. Psykh., Nevrol. i exper. Psycol. Saint-Pétersbourg, 1901, p. 9-19. (Bibliothèque Faculté Médecine, Montpellier.)

L'ANCRE (De), Conseiller du roi. — L'incrédulité et mescréance du sortilège plainement convaincue. Paris MDCXXII. Nicolas Buon, libraire. (Bibliothèque Ville, Montpellier.)

LANGLOIS (E.). — Une psychose épidémique disparue; l'hystéro-démonopathie. *Nord médical*, 1906, p. 259-263. (Bibliothèque Faculté Médecine, Montpelller.)

LAPOINTE. — Une famille entière atteinte simultanément de démonomanie. *Ann. Médic. psych.* Paris, 1886-87, p. 350-369. (Bibliothèque Faculté Médecine, Montpellier.)

LASNET. — Notes d'éthnologie et de médecine sur les Sakalaves. *Annales d'hygiène et de Médecine coloniales,* 1900. (Bibliothèque Faculté Médecine, Montpellier.)

LE BLANT (Edmond). — Les premiers chrétiens et le démon. (*Reale Accademia dei Lincei,* anno 1887) 4e pièce. H. 88. (Bibliothèque Nationale.)

LECLÈRE (M. Adhemar). — Sorcellerie chez les Cambodgiens. *Revue Scientifique,* 2 février 1895. (Bibliothèque Faculté Médecine, Montpellier.)

LEGRAIN. — Thèse de Paris, 1886. Du délire chez les dégénérés. (Bibliothèque Faculté Médecine, Montpellier.)

LEGUÉ (G.). — Docum. pour servir à l'hist. méd. des possédées de Loudun. Thèse Paris, 1874. (Bibliothèque Faculté Médecine, Montpellier.)

LEGUÉ (G.). — Urbain Grandier et les possédées de Loudun. Paris, 1884. Charpentier, éditeur. (Bibliothèque Ville, Montpellier.)

LEGUÉ (G.) et GILLES DE LA TOURETTE. — (*Voir* Gilles de la Tourette).

LÉLUT (F.). — Du démon de Socrate. Spécimen d'une application de la science psychologique à celle de l'histoire. Paris, 1836. Trinquart, éditeur. (Bibliothèque Ville Montpellier.)

LERICHE (L'abbé). — Etudes sur les possessions en général et sur celle de Loudun; précédée d'une lettre de T. R. P. Ventura de Raulica, ancien général de l'ordre des Théatins, examinateur des évêques et du clergé romain. Paris, 1859. H. Plon, éditeur. (Bibliothèque Ville Montpellier.)

LETOURNEAU. — L'évolution religieuse dans les diverses races humaines. Paris, 1892, Reinwald et Cie. Résumé dans *Encyclopédie*, 1899, p. 750. (Bibliothèque Faculté Médecine, Montpellier.

LEURET (F.). — Fragments psychologiques sur la folie. Paris, 1834. (Bibliothèque Faculté Médecine, Montpellier.)

— 216 —

LEURET (F.).— Du traitement moral de la folie, Paris, 1840. Baillière. (Bibliothèque Faculté Médecine, Montpellier.)

LUCAM. — Evangelicum secundum VIII. (Bibliothèque Faculté Médecine, Montpellier.)

LUTHER. — Grand catéchisme. Paris et Strasbourg. (Bibliothèque Ville, Montpellier.)

MACARIO (Maurice). — Etudes cliniques sur la démonomanie. *An. médico-psychologiques*, t. I., p. 441, année 1843. (Bibliothèque Ville et Faculté Médecine, Montpellier.)

MAIRET — Grippe et aliénation mentale (Leçons du lundi. *Montpellier Médical*, 1890, p. 390. Ch. Boehm, imprimeur. Bibliothèque Médecine, Montpellier.)

MARC (C.-C.-H.). — De la folie considérée dans ses rapports avec les questions judiciaires. Paris, 1840. Baillière, éditeur. (Bibliothèque Ville Montpellier.)

MARCÉ. — Traité pratique des maladies mentales. Paris, 1862. Baillière. (Bibliothèque Ville Montpellier.)

MARGAIN (L.). — Autour d'une épidémie de démonopathie (Morzine 1861-65). *N. iconog. de la Salpêtrière*. Paris, 1905, p. 471-479, (Bibliothèque Faculté de Médecine, Montpellier.)

MARSDEN (William).— Histoire de Sumatra, traduit de l'anglais sur la 2e édition, par J. P. Parraud. Paris. Buisson, 2 vol. in-8º. (Bibliothèque universitaire, Montpellier, nº 47163.)

MASOIN (P.) et MEIGE (H.). — Les possédées de l'église Sainte-Dymphne, à Gheel. *N. iconog, de la Salpêtrière*, Paris, 1903, p. 305-318 (Bibliothèque Faculté Médecine, Montpellier.)

MASPERO (G.). — Histoire ancienne des peuples de l'Orient. 1 vol. in-12, Paris, Hachette, 1875. (Bibliothèque universitaire, nº 31740, Montpellier.)

MATTHŒUM. — Evangelicum secundum, VIII et XII. (Bibliothèque Faculté Médecine, Montpellier)

MEIGE (H.). — Les possédées des dieux dans l'art antique. *N. iconog. de la Salpêtrière*. Paris, 1894, p. 35-64, (Bibliothèque Faculté Médecine, Montpellier.)

MEIGE (H.). — Les possédés des dieux de l'art antique. Mélanges 51888. Vol. factice. (Bibliothèque Médecine, Paris.)

— Les possédées Noires. Paris, 1894. Imprimerie Schiller, 10, faubourg Montmartre, 51888. Mélanges. Vol. factice. (Bibliothèque Médecine, Paris.)

MEIGE (H.) et BATTAILLE (L.). — Les miracles de saint Ignace de
Loyola. *N. iconogr. de la Salpêtrière*, 1894, p. 318-323
(Bibliothèque Faculté Médecine, Montpellier.)

MEIGE (H.). — Documents complémentaires sur les possédés dans
l'art. *N. iconog. de la Salpêtrière*. Paris, 1903, XV, p. 312.
(Bibliothèque Faculté Médecine, Montpellier.)

MENARDAYE (M. DE LA), prêtre. — Examen et discussion critique de
l'histoire des diables de Loudun, de la possession des Ursulines et de la condamnation d'Urbain Grandier. Liège, 1749.
Evrard Kintz, édit. (Bibliothèque Ville Montpellier.)

MICHELET (J.). — Légendes démocratiques du Nord. La sorcière.
Paris, Flammarion (1898), in-8°. (Bibliothèque Universitaire
Montpellier, 38361.)

MICHELET. — Mémoires de *Luther*, écrits par lui-même, suivis d'un
essai sur l'Histoire de la religion, 1837. Paris, Hachette
éditeur. (Bibliothèque Ville, Montpellier.)

MICHÉA. — Article Démonomanie du Nouveau Dictionnaire de médecine et de chirurgie pratique. T. XI. Paris, 1869. (Bibliothèque Faculté Médecine, Montpellier.)

—   De la sorcellerie et de la possession démoniaque dans leurs
rapports avec le progrès de la physiologie pathologique. In
Revue contemporaine, n° du 15 février 1862, p. 526-566.
(Bibliothèque Ville. Montpellier.)

MILLIET-SAINT-PIERRE (J.-B.). — Recherches sur le dernier sorcier et
la dernière école de magie. Havre, 1859. Th. Lepelletier,
imprimeur. (Bibliothèque Ville. Montpellier.)

MOREL. — Traité des maladies mentales. Paris, 1860. Victor Masson.
éditeur. (Bibliothèque Ville, Montpellier.)

MONSTRE-ŒIL (Claude DE). — Histoire admirable et véritable des
choses advenues à l'endroit d'une religieuse professe du
couvent des Sœurs-Noires de la ville de Mons, en Hainaut,
native de Sore-sur-Sambre, âgée de 25 ans, possédée du
malin esprit et depuis délivrée, 1586. Paris, Bibliothèque
Nationale (cote M.z. 4096.)

MONSTRELET (Chronique de). — Notices de A. C. Buchon. In *Panthéon
littéraire*. Tome Littérature française et Histoire. Paris, 1836.
Desrez, édit. (Bibliothèque Ville, Montpellier.)

MONCELON. — Nouvelle-Calédonie. (*Bulletin de la Société d'Anthropologie*, 1886), p. 345. (Bibliothèque Universitaire, Montpellier.)

NÉOPHYTOS (Aristote G.). — Peuples de l'Orient. Le district de Kérassunde. Dans *Anthropologie*, 1890, p. 679. (Bibliothèque Faculté Médecine, Montpellier.)

NEVIUS (John L.). — Démon possession and allied themes, being an inductive study of phénomena of our own times. By rev. John. L. Nevius. With an introduction by rev. FF. Elinwood. London, G. Redway 1897, in-8º (8º R. 14521). (Bibliothèque Nationale.)

ORBIGNY (D'). — L'homme américain (de l'Amérique méridionale) considéré sous ses rapports physiologiques et moraux, 1838-39. Paris, Pitois-Levrault, éditeur. (Bibliothèque de Lyon.)

PARACELSE. — De ente spiritum. (in article de Kirchoff.)

PARÉ (Ambroise). — Edit., Malgaigne, t. III. p. 53 à 68, édition 1841. Paris, chez Baillière. (Bibliothèque de la Faculté Médecine, Montpellier.)

PARIS (Dr). — Médecin en chef de l'Asile de Meurthe-et-Moselle. Folie hystérique (polyvésanique). *Annales de Psychiatrie et d'hypnologie*, p. 75. Année 1891. (Bibliothèque de M. le Professeur Mairet.)

PARKINSON (John).— Note on the Asaba people (Ibos) of the Niger. Note sur les Ibos-Asaba du Niger). *Journal of the anthropological*. Institute of. Creat Britain and Ireland, vol. XXXVI, p. 312–324. Londres, 1906. (Tiré de *Anthropologie*, 1908). (Bibliothèque Ville Montpellier.)

PERRAUD (pasteur de Mâcon). — Traité des démons et sorciers, 1653. (Bibliothèque Ch. Richet.)

PERRIER. — Superstitions Malgaches. *Revue Rose*, sept. 1893, p. 563. (Bibliothèque Universitaire, Montpellier.)

PILET DE LA MÉNARDIÈRE. — Démonopathie de Loudun, 1634, in-8º. (Bibliothèque Faculté Médecine, Montpellier.)

PINEL (Ph.).— Traité médico-philosophique sur l'aliénation mentale, 2e édition. Paris, 1809. (Bibliothèque Ville, Montpellier.)

PITRES. — Leçons cliniques sur l'hystérie. Paris, 1891, p. 42, 44, 55. (Bibliothèque Faculté Médecine, Montpellier.)

PROVOTELLE (P.). — Françoise Fontaine possédée de Louviers (1591).

Ann. méd. psychol. Paris, 1906, p. 353–368. (Bibliothèque Faculté Médecine, Montpellier.)

REGNARD (Dʳ Paul). — Les maladies épidémiques de l'esprit. Sorcellerie, magnétisme, morphinisme, délire des grandeurs. Plon-Nourrit et Cie. Paris, 1887. (Bibliothèque Faculté Médecine, Montpellier.)

REGNAULT (J.-E.-J.).— La Sorcellerie (ses rapports avec les sciences biologiques). Thèse de Bordeaux, 1898. *Archives de Neurologie*, 1898. (Bibliothèque Faculté Médecine, Montpellier.)

REITZ (G.). — Les possédés au Japon. Abozr. Psykh. Nevrol, i exper. Psycol, Saint-Pétersbourg, 1901, p. 94 à 96. (Bibliothèque, Montpellier.)

RENEL (Ch.). — Les religions de la Gaule avant le christianisme. Paris, 1906, 1 vol., in-8º. Bibliothèque Nationale (O² 765.)

REVILLE (M.-Jean). — Revue de l'histoire des religions, 1902. Paris.

REVERCHON et PAGES. — La famille Lochin. *Ann. Médic. psych.* T. VIII, p. 33. Juillet 1882. (Bibliothèque Faculté Médecine, Montpellier.)

RICHER. — Etudes sur la grande hystérie, 2ᵉ édition, 1885, p. 195. (Bibliothèque Médecine, Paris.)

RICHER (P.) et MEIGE (H.). — Documents inédits sur les démoniaques dans l'art. *N. iconogr. de la Salpêtrière.* Paris, 1896, p. 99–108, 3 pl. (Bibliothèque Faculté Médecine, Montpellier.)

RICHER (P.). — Des démoniaques, d'après les représentations populaires. *Revue scientifique*, Paris, 1902, 4ᵉ s., XVII, 359-368 16 fig. (Bibliothèque Faculté Médecine, Montpellier.)

RICHER (P.) et MEIGE (H.). — Les possédés de P. Bronzet. *N. iconog. de la Salpêtrière.* Paris, 1894. p. 258–262, 2 pl. (Bibliothèque Faculté Médecine, Montpellier.)

RICHET (Charles). — Les démoniaques d'aujourd'hui et d'autrefois. *Revue des Deux Mondes*, 1880 (15 janvier), p. 340 et (15 fév.), p. 828. (Bibliothèque Ville, Montpellier.)

RITTI (Antonin). — Dictionnaire encyclopédique des Sc. Méd. Article démonomanie. (Bibliothèque Faculté Médecine, Montpellier.)

RITUEL ou cérémonial romain dressé par le commandement du pape Paul V. Tolose, 1653. *De exorcizandis obsessis a dœmonio.* Thèse Regnault.

ROUBY. — La possédée de Grèzes. *La Revue*, Paris, 1902, 3ᵉ s. XLII,

437-450, juillet-septembre. (Bibliothèque Ville de Montpellier.)

SAUZÉ (Charles). — Etude médico-historique sur les possédées de
Loudun. Thèse de Paris, 1840. (Bibliothèque Médecine, Paris.)

SNELL (O.). — Des formes de l'aliénation mentale qui ont déterminé
les procès de sorcellerie (*Allg. Zeitschr. f. Psychiat.* L. 3. 4.
Analyse dans *Archives de neurologie*, 1895. (Bibliothèque
Faculté Médecine, Montpellier.)

SPRENGEL. — Histoire de la médecine, depuis son origine jusqu'ua
XIXe siècles, traduite de l'allemand, par A.-J.-L. Jourdan.
Paris, 1815. (Bibliothèque Ville, Montpellier.)

Sorcellerie. — Dictionnaire encycl. des Sciences médicales. Dechambre.
(Bibliothèque Faculté Médecine, Montpellier.)

Sorcellerie.— La grande Encyclopédie, Paris. (Bibliothèque Nationale.)

SOUQUES (A.). — Sur une esquisse retrouvée de Rubens, représentant
la guérison de possédés, *N. iconog de la Salpêtrière*, Paris,
1893, p. 238-240, 1 pl. (Bibliothèque Faculté Médecine,
Montpellier.)

— Une récente exorcisation en Bavière. *Nouvelle iconographie de
la Salpêtrière*, p. 56 (Bibliothèque Faculté Médecine,
Montpellier.)

SPRENGER. — Maleus maleficarum maleficas et earum heresim ut
phramea potentissima conterens. Edition datée de Lyon,
1519. (Bibliothèque Ville, Montpellier.)

ST-ANDRÉ (Lettres de M. DE), Conseiller médecin ordinaire du Roy,
à quelques-uns de ses amis au sujet de la magie, des maléfices
et des sorciers. Paris, MDCCXXV. Charles Osmont, libraire
imprimeur. (Bibliothèque Ville Montpellier.)

THÉURGIE. — Article du Dictionnaire de Larousse. (Bibliothèque
Faculté Médecine, Montpellier.)

TRENAUNAY. — Recherches pathogéniques et cliniques sur le rêve
prolongé. Délire consécutif à un rêve prolongé à l'état de
veille. Thèse Paris 1901 (Bibliothèque Faculté Médecine,
Montpellier.)

VERNES. — Démoniaques (Nouveau Testament). — Grande encyclopédie. (Bibliothèque Nationale.)

VIANEY (Joseph).— Le bienheureux curé d'Ars. Paris, 1905. Lecoffre,
éditeur.

Viollet (Marcel).— Le spiritisme dans ses rapports avec la folie, 1908.
Paris. Blond et Cie.

Westermarck (Edward). — La nature du Ginn arabe, d'après les croyances actuelles de la population du Maroc. (Bibliothèque Ville, Montpellier.)

Wier (Jean). — Histoires, disputes et discours des illusions et impostures des diables, des magiciens infâmes, sorcières et empoisonneurs; des ensorcelez et démoniaques et de la guérison d'iceux; item de la punition que méritent les magiciens, les empoisonneurs et les sorcières, le tout compris en six livres. Deux dialogues touchant le pouvoir des sorcières et de la punition qu'elles méritent, par Thomas Erastus, avec deux indices. 2 vol., Par. 1885. A. Delahaye et Lecrosnier, 628, 614, p. Port. 8°. Bibliothèque diabolique. (Bibliothèque Ville de Montpellier.)

Zacchiæ (Pauli). — Quœstonum medico-legalium. Tomi tres Alim aucti et emendati Joh. Daniel Horstio (1688). MDCLXXXVIII Francofurti ad Mœnum sumtibus Melchioris Bencard. (Bibliothèque Faculté Médecine, Montpellier. Ec. n° 2.)

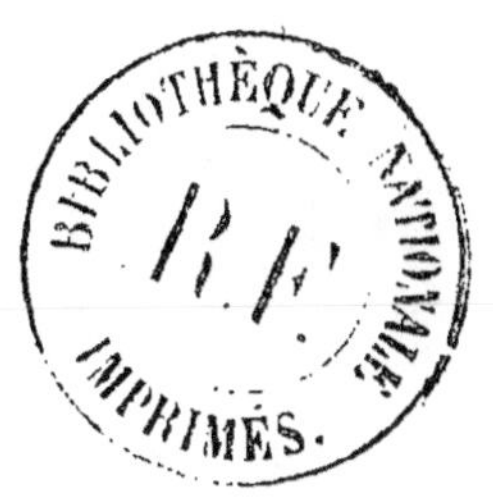

TABLE ANALYTIQUE DES MATIÈRES

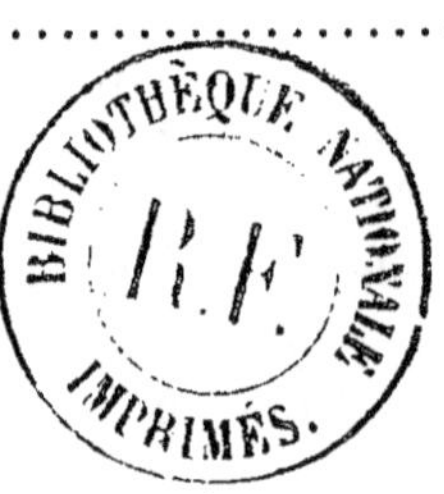